广东省中医院 建院90周年
GUANGDONG PROVINCIAL HOSPITAL OF CHINESE MEDICINE
献给大家的**健康书** 系列

104岁的邓老希望

能以"上工治未病"的思想

来指导世人养生

达到长寿又健康的目的

如果您对自己的健康状况深表担忧

如果您对五花八门的养生保健方法无所适从

请一起来跟邓老践行"养生二十四法"

行动并坚持下来

从源头远离疾病

Longevity

国医大师邓铁涛
百岁养生
二十四法

（视频版）

主编｜邹 旭 吴焕林

人民卫生出版社
·北 京·

图书在版编目（CIP）数据

国医大师邓铁涛百岁养生二十四法：视频版 / 邹旭，吴焕林主编. — 北京：人民卫生出版社，2023.10
ISBN 978-7-117-35126-3

Ⅰ.①国… Ⅱ.①邹… ②吴… Ⅲ.①养生（中医）–基本知识 Ⅳ.①R212

中国国家版本馆 CIP 数据核字（2023）第 155100 号

人卫智网	www.ipmph.com	医学教育、学术、考试、健康，购书智慧智能综合服务平台
人卫官网	www.pmph.com	人卫官方资讯发布平台

国医大师邓铁涛百岁养生二十四法（视频版）
Guoyi Dashi DengTietao Baisui Yangsheng Ershisi Fa
（Shipin Ban）

主　　编：邹　旭　吴焕林
出版发行：人民卫生出版社（中继线 010-59780011）
地　　址：北京市朝阳区潘家园南里 19 号
邮　　编：100021
E - mail：pmph @ pmph.com
购书热线：010-59787592　010-59787584　010-65264830
印　　刷：北京顶佳世纪印刷有限公司
经　　销：新华书店
开　　本：889×1194　1/32　印张：6.5
字　　数：152 千字
版　　次：2023 年 10 月第 1 版
印　　次：2023 年 10 月第 1 次印刷
标准书号：ISBN 978-7-117-35126-3
定　　价：59.80 元

打击盗版举报电话：010-59787491　E-mail：WQ @ pmph.com
质量问题联系电话：010-59787234　E-mail：zhiliang @ pmph.com
数字融合服务电话：4001118166　E-mail：zengzhi @ pmph.com

国医大师邓铁涛
百岁养生二十四法
（视频版）

主　编　邹　旭　吴焕林

副主编　陈安琳　姚耿圳　吴广平　尚宝令

编　委　（按姓氏笔划排序）

万光敬　刘　鹏　刘　源　孙海娇

麦喆钘　李娉婷　陈欢语　徐小娟

黄宇轩　梁效铭　黎会明

书中大部分邓铁涛教授照片由陈安琳女士提供

邓老题词

邓老几十年如一日地坚持学习

邓老带领练习八段锦

邓老题词"推动中医学术，造福世界人民"赠霍英东先生

邓老指导弟子邹旭、吴焕林查房

邓老带教查房（为来自美国的高血压患者诊治）

邓老向患者示范按摩疗法

邓老电话邀请名中医为防治禽流感献策

位于广东省中医院二沙岛分院的"名医树"与邓铁涛精神纪念碑

总序

2023 年是广东省中医院建院 90 周年。作为中国近代史上历史最为悠久的中医医院，广东省中医院自 1933 年建院初期，就以振兴、发展中医药事业和为人民群众提供优质的中医药健康服务为己任，一代代广东省中医院人赓续"上医医国先觉觉民"的红色基因，砥砺奋进，勇毅前行。

90 年筚路蓝缕，90 年初心弥坚。长期以来，我们始终高度重视中医药文化弘扬和健康科普传播工作，以人民群众健康需求为导向，充分发挥名院、名科、名医、名药等优势资源，不断创新载体，注重医媒融合，为人民群众生命健康全周期保驾护航，为健康中国建设贡献力量！

值此医院 90 华诞之际，在上级主管部门的指导下，在人民卫生出版社的大力支持下，我们组织编写这套"献给大家的健康书系列"，作为送给大家的一份特殊的礼物。

这套丛书由医院呼吸科、妇科、脾胃病科、治未病中心、骨伤科、耳鼻喉头颈科、心理睡眠科及脑病科等多个国家级重点专科的团队精耕细作而成，联袂为大家奉上一套健康大餐。在这里，您可以学习国医大师邓铁涛老先生的百岁养生法，可以了解厨房里的膳食养生智慧，还可以了解什么是"正确"的呼吸、如何保护我们"脆弱"的颈椎、怎样睡得更好……希望这套丛书能够成为您健康的"加油站"。

2023 年 9 月

主编的话

2001 年，邓铁涛先生曾立下一个目标，要完成"百岁工程"。他希望能以"上工治未病"的思想来指导世人养生，达到长寿又健康的目的，并要求我们这些弟子协助他推广总结并践行的养生理论与方法。2016 年底，恩师迎来了 101 岁（农历）寿辰。寿辰当天，老人家步入祝寿会现场时便在众人面前打趣道："今天气温下降，与我相比，大家穿着略显单薄。也难怪，我才 1 岁，这么娇嫩，要多穿一件衣服保保暖。"引得满堂欢笑。虽已 101 岁高龄，邓老仍精神矍铄、思维清晰、谈吐幽默，吹蜡烛、切蛋糕，全程笑逐颜开。临别时，邓老再次嘱咐我们要推广中医药养生保健之道，造福民众。因此，才有了本书的出版。

随着生活水平的提高、医疗条件的改善，人们对健康与长寿的渴望与日俱增。然而，心脑血管疾病与肿瘤疾病患病率居高不下，如《中国心血管健康与疾病报告 2022》最新数据显示："中国心血管疾病患者已达 3.3 亿，心血管疾病死亡率居疾病死亡的首位，2020 年分别占农村、城市死因的 48.00% 和 45.86%，每 5 例死亡中就有 2 例死于心血管疾病。"冠心病正是心血管疾病死亡的首要原因，是威胁人类健康的"头号杀手"。此外，焦虑、抑郁等心理疾患也摧残着人们的健康。不少研究显示，通过改善生活方式或通过一些养生保健的方法，可以预防很多疾病，使人们活得更加长寿与健康。十多年来，邓老非常重视中医"治未病"理论的研究与实践，总结了很多切实可行的方法，即本书的养生二十四法；在理论层面上也有其自身特色，如重养德、重养心、重养脾胃、重养肾等。从师这些年来，我除了向恩师学习中医药诊疗疾病外，也在不断向他学习如何养生保健，如八段锦的习练等，获益匪浅。102 岁的邓老每天午后还走动走动、晒晒太阳、出出汗，践行着简单易行又卓有成效的养生方法。老人家依旧坚持读书看报、练习气功，为我们这些学生指点迷津，有时还为中医药发展的事情与相关领导探讨。多年来，我学习邓老的养生保健方法也颇有心得与收获，即使每天非常繁忙，依旧坚持用他教导的方法进行练习，这些方法虽然简单，但只要坚持，日久效果显著，使人精力充沛。

如果您对自己的健康状况深表担忧，如果您对五花八门的养生保健书籍无所适从，如果您想窥探百岁国医大师的长寿之秘，不妨翻阅此书，并行动起来，坚持下去，相信不久的将来，您的身体会有很多意想不到的收获。当然，除了书中介绍的一些理论与方法外，作为邓老的学生，我想，邓老的养生方法要发挥更好的作用，很重要的一点就是"养心"。

一、至诚之心

邓老一辈子坎坷不断，但对中医药矢志不渝，无论是在逃难中国香港之时，还是在备受责难之时，他始终怀有坚定的信心，始终对中医药存有赤诚之心。同样，他对中医药"治未病"的理论与方法亦坚信不疑，数十年如一日践行之。2001年，已过耄耋之年的邓老更提出了"百岁工程"，并让我们这些徒弟帮忙推广，希望中医药能够帮助更多人达到"寿而康"的状态。还经常教导我们养生要义在于："至诚无息，不息则久，久则寿。"也就是必须持之以恒，锲而不舍，不可半途而废，不然则难以获得效果。

对于坚持，很多人或许听过苏格拉底与柏拉图的故事。希腊著名学者苏格拉底在应对学生提问如何才能成为学识渊博的学者时，说："今天我们只做一件最简单也是最容易的事，每个人把胳膊尽量往前甩，然后再尽量往后甩。"苏格拉底示范了一遍，说："从今天开始，大家每天做 300 下，能做到吗？"1 个月后 90% 的学生坚持下去了，但 1 年后，所有学生中只有柏拉图坚持了。

实际上，很多人都会犯虎头蛇尾的毛病，一开始往往激情澎湃，然后渐渐失去兴趣与坚持，最后放弃。养生也是一样的道理，很多人天天看各种养生保健书，不断学习新方法，却极少能够持之以恒地遵循某些方法，最后自然难以奏效。邓老能够健康地活过 100 岁，没有恒心与毅力确实难以达到。而坚持的前提往往需要信心，很多时候，"信心比黄金和货币还要贵重"。

二、欢喜之心

很多关于世界各地长寿老人的调查显示，乐观开朗是他们的常见特点。很多人承受着巨大的压力，时刻处于紧张、压抑、苦闷的心境，不少人还被诊断出心理疾病。抑郁症、焦虑症等名词正像梦魇一般，扰乱了很多人的生活，甚至使有的人走上"不归路"。而拥有欢喜之心的人则极少罹患这些疾病，比如 2015 年 1 月 3 日去世的美国长寿明星柏妮丝（115 岁），生前总结自己健康长寿最大的秘密就是生性乐观，因此，遇到压力要学会放松。

中医认为，五脏六腑心最大，心主神明、主血脉、主汗，称"君主之官"。心主神明，简单来说就是心为人身之主宰，神明之心发出的意志，可以驾驭情绪、调适寒暑，这样就能维持身体内外环境的平衡，保证身体的健康。很多人不知道，心主神明说的其实是喜，这也是养心的最高境界。想要心脏强壮，不能不快乐，更不能恼闷不语，因为"心开窍于舌"，主张中老年人多与别人沟通交流，"多吹吹水"（即多闲聊，是粤语的说法），广州的老年人多有上白云山登高而歌的爱好，每天高高兴兴的，不忙不乱，不骄不躁，心境平衡，其实这就是养心了。

接触过邓老的人都知道，他是一个非常乐观幽默的人，很喜欢开玩笑，时刻面带笑容。可以说，拥有欢喜之心是邓老养生卓有成效的根源之一。

三、无私之心

邓老家里挂着一幅题词"心底无私天地宽"。多年来与邓老接触，我发现邓老一心为公，私心极少，这也是他养生成功的要诀之一。邓老认为，养心是养生的重要部分，要虚怀若谷、淡泊名利，这样容易达到"恬淡虚无"的状态，容易使人内心安宁。而所谓"恬淡"就是安静、无愧于心，"虚无"就是没有欲念和患得患失的思想情绪。邓老认为做人要胸襟宽广，不患得患失，使精神经常处于稳定的状态，疾病就不容易产生了。这是养生防病的大前提，是延年益寿的指导思想。美国研究人员曾对 700 名百岁老人进行了 3 年的跟踪研究，发现他们长寿的共同秘密就是很少发愁，基本不发火，一辈子保持心平气和的态度。

跟随邓老多年，我很少见到老人家为自身待遇问题发愁。很多到过邓老居所的人都觉得很奇怪，老人家数十年来居然就住在当年学校分给他的一个小而旧的房子里面，甚至有人为他叫屈，而邓老却不觉得委屈。20 世纪 90 年代初，邓老曾医治好了一位中国香港富商，富商为了答谢他，坚持要送给邓老一笔钱。最后邓老推辞不过，建议富商将钱捐赠给一个中医药学会，作为发展中医药之用，这就是邓老的大公之心，心中无我，胸怀天下。

当然，除了上述几点外，实际上邓老养生理论内涵丰富，方法多样，简单易行。翻阅本书，邓老养生之道可以管窥一斑。虽然邓老养生的二十四法很多看似平淡无奇，但这些方法往往可以融入日常生活之中，不知不觉地改变人的生活方式，从而使人更加接近寿而康。希望读者通过修习书中介绍的一些方法后，能够体悟到更多的养生之道，以达天年。

目录

活到百岁的养生观

邓老百岁养生二十四法

活到百岁的养生观

什么是养生？养生养的是什么

　　谈到养生，"上工治未病"是我养生的指导思想，我认为养生重于治病；并且提倡实施"百岁工程"，希望能以"上工治未病"的思想来指导世人养生，达到长寿又健康的目的。

"上工治未病"的思想实际上来源于 2 000 多年前的中医经典著作《黄帝内经》，原文如下。

> "是故圣人不治已病治未病，不治已乱治未乱，此之谓也。夫病已成而后药之，乱已成而后治之，譬犹渴而穿井，斗而铸锥，不亦晚乎。"（《素问·四气调神大论》）

这些话很朴实，但是现在很多人，包括不少医生都不去执行。患者非得等到有了疾病，甚至到了危重阶段，才开始着急；医生则自以为能治疗好急危重症，才是真正厉害的本事。不过要是仔细想想，现在好多人得了高血压、糖尿病、颈椎病，无论哪一种疾病医生能告诉你他能帮你根治？到了病重，进了医院，越来越重，进了重症监护室，结果好多钱也花了，人也差不多没了。想想，要是平时自己稍微花点心思，做做养生保健工作，怎么会那么容易得病？所以古人才老是那么苦口婆心地劝诫我们，要"治未病"。实际上，养生重于治病。只有树立起正确的健康与疾病观，在日常生活中实实在在地去做，才可能实现寿而康的目的。

那么，究竟什么是养生呢？从中医学上来讲，养生是讲一个人的生命活动要形神统一。所谓形是指整个形体、身体，神是指心神、意志、思维等。而形、神又与天地相应，是人与自然的统一，即天人合一。中医认为人是在大自然这个环境里生活的。除了大自然之外，影响人类的还有人与人之间的关系，也就是社会的因素。养生就是要统筹协调好形、神两者以及会影响到两者的各种社会的、自然的因素，协调好生活中的各个方面，使自己的身体和心理都达到很健康的状态，从而获得长寿。这种良好的状态，中医学把它称作形神统一、阴平阳秘。这些概括起来就是未病先防。

养生的另一个工作就是要已病防变，即虽然已经得了某种疾病，但是通过适当的方法和手段，来防止疾病进一步进展，乃至逆转疾病的进程。

谈到养生的方法，比较有代表性的是下面这段对话。

（黄帝）乃问于天师曰："余闻上古之人，春秋皆度百岁，而动作不衰；今时之人，年半百而动作皆衰者，时世异耶？人将失之耶？"

岐伯对曰："上古之人，其知道者，法于阴阳，和于术数，食饮有节，起居有常，不妄作劳，故能形与神俱，而尽终其天年，度百岁乃去。今时之人不然也，以酒为浆，以妄为常，醉以入房，以欲竭其精，以耗散其真，不知持满，不时御神，务快其心，逆于生乐，起居无节，故半百而衰也。"（《素问·上古天真论》）

大概的意思是：以前那些人，为啥都能长寿健康，行动又不迟钝；现在的人，年纪没过五十，怎么就显得那么衰老，经常得病，是时代变了？还是人不行了呢？

答案就是：以前那些长寿的人，是因为掌握了养生的规律，又切实地去执行；现在的人，灯红酒绿，房事不节，欲望无穷，起居毫无规律，饮食乱七八糟，无时无刻不违反着长寿的规律，自然死得又快又惨了。

我再把养生的大原则稍微解释得细一点，就是：要想活得老，又活得好，要做到以下几方面。

★根据自然界阴阳消长的变化规律和特点，调养身心。

★施行合宜的养生术，如导引、吐纳等。

★饮食和五味，忌偏嗜、节饥饱等。

★起居有常，生活、工作有规律。

★不过度劳作，无论劳动还是进行房事，都要适可而止。

这些方法，我在"邓老百岁养生二十四法"里面会具体谈到。当然，我觉得养生需要先充分认识以下三个方面，即身心和谐、天人相应、识病防病。

★身心和谐即指人的健康，包括身和心两方面的健康。要求我们不但身体要好，还要有良好的心态、精神和情绪等。

★天人相应即要求我们要法于阴阳、顺应自然，一定要根据天气和季节等自然界的变化规律，及时调整好我们的生活，如天冷了添衣保暖，天热了降温避暑。

★识病防病就是要我们平时多留意常见病、多发病的普及知识，这样才能帮我们去识别自身的健康状况，从而进行预防和治疗。

在下面的章节中，我将进一步谈这三方面的内容。

做到身心和谐的密钥

　　我的养生，是以达到身心和谐为基本目标。这是因为，当人体处于身心和谐的状态时，身体各项生理功能都处于较佳的状态，最有利于防病保健和延缓衰老。

　　世界卫生组织（WHO）对健康提出的新概念是：健康不仅仅是不生病，而是在身体上、心理上和社会适应上都处于完好状态。也就是说，身心和谐才是真正的健康。

　　身心和谐是指一个人的身体、心态、精神、情绪都处在一种比较健康、协调的状态。身心和谐不仅仅指身体的健康，而且还要心态平和，情绪饱满稳定，身体各部分功能配合默契，运转正常，有自我控制和调节能力，可化解矛盾、平抑怨气、排解焦虑。人体处于身心和谐的状态时，有助于保持心境的愉悦，使气血畅达、各器官功能旺盛、免疫力增强，从而有利于防病保健和延年益寿。

虽然身体和精神两方面的调养都很重要，但对于养生保健而言，我觉得首先是调养精神，然后才是保养身体。

古人提出"精神内守，病安从来""正气存内，邪不可干"，强调的是精神因素对于养生保健的重要性。一个人如果拥有很好的精神状态和乐观向上的心态，即使疾病缠身，也会因为身体所具备的良好的修复和调节能力而容易获得痊愈；相反，如果一个人每天的心理状态都很糟糕，对自己的生存状态很不满意、牢骚满腹，即使原本身体条件很好，在这种恶劣的心境影响下，也很容易罹患多种疾病。

一个人生存在这个社会里，总会遇到各种契机，需要面对各种问题和挑战，我们需要学习正确处理这些问题的方法，尽力让自己保持在最佳的心理状态，以使得气血畅达、阴阳协调、免疫力增强，而有利于健康长寿。

　　中医提倡整体观，人的精神和身体是相互影响、密不可分的整体。人类的任何生命活动和社会活动，都必须建立在身体健康的基础上才能完成，"皮之不存，毛将焉附？"如果连身体这个"躯壳"都保护不好，那么精神又以何处为"居所"呢？因此，要想达到身心和谐的状态，不仅仅要注意对精神的调养，还需要处处爱护我们的身体。这就要求我们在日常生活起居中注意对身体和精神两个方面进行调养和爱护，即养心和养身同时进行。

如何养心

　　养心保健，可以通过两种途径进行：第一是重视对精神情志的调养，避免不良情志因素对人体的损害；第二则是进行适当的调心锻炼，通过身体运动来实现心神安宁、健康。

➤ 调养神志

　　调养神志，核心在于养神。心藏神，为一身之主。《素问·灵兰秘典论》指出："主明则下安，以此养生则寿，殁世不殆，以为天下则大昌；主不明则十二官危，使道闭塞而不通，形乃大伤，以此养生则殃，以为天下者，其宗大危。"所以保养心神是养生之要义。

　　要保养心神，首先要重视七情（即喜、怒、忧、思、悲、恐、惊）的调节，勿使太过，才能使全身的阴阳得以平衡，达到"正气存内，邪不可干"的境界，这是养生防病的大前提。中医强调七情内伤是疾病的主要病因之一，如过怒则伤肝，情志失节，心情失畅，恼怒与精神紧张，都足以伤肝，可出现肝阳过亢的高血压。肝阳过亢的继续发展，则可以化风、化火而出现脑卒中症状（脑血管意外）。忧思劳倦伤脾或劳心过度伤心，心脾受损，久则可导致痰浊上扰，抑或心脾失养、气血失畅而容易导致冠心病。

　　具体的调养方法就是从这些原则出发：减少各种欲望，保持精神的安闲清净；七情正常有节制；同时避免各种不良因素对心神的刺激。

素有修炼而高明的人，通过调养神志之后，便有可能达到《素问·上古天真论》中提到的状态。

"嗜欲不能劳其目，淫邪不能惑其心。"

"美其食，任其服，乐其俗，高下不相慕。"

"以恬愉为务，以自得为功。"

上面这些话，也可以用来评判我们的神志调养效果究竟如何。

"嗜欲不能劳其目，淫邪不能惑其心。"讲的是尽自己的努力减少自身欲望，不要去过多羡慕别人有高楼大厦、名牌车、各种贵重物品等优越的物质条件，毕竟钱财是身外之物，生不带来，死不带走。同时，淫秽的事物不能让你的心受到诱惑。现在离婚率那么高，很多人其实就是受到美色淫邪的诱惑，厌弃结发之妻，这样长时间是会严重影响自己的身体健康的。

"美其食，任其服，乐其俗，高下不相慕。"就我来说，我一直住的是以前学校分给我的房子，一套又小又简陋的房子，里面堆满了各种书籍、信件以及一些字画；我穿的也是很普通的衣服，好几件衣服的价钱加起来估计都不够别人买一件的。但是，我为自己的兴趣和爱好在工作着，觉得很满足。

"以恬愉为务，以自得为功。"用句俗话来说就是知足常乐。

这种精神境界，儒家也是非常提倡的。比如孔子最为喜爱的学生颜回（鲁国人，字子渊）就是典型的例子。孔子一再褒奖他，说："贤哉回也！一箪食，一瓢饮，在陋巷，人不堪其忧，回也不改其乐""回也好学，不迁怒，不贰过"。

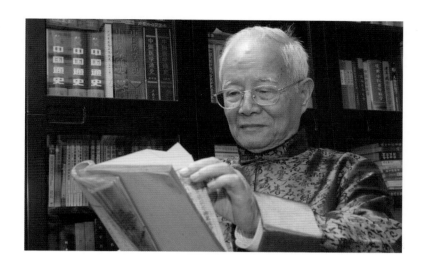

➤ 调心锻炼

要减轻心理负担，排遣不良情绪困扰，需要懂得及时给自己释压，将不良情绪宣泄出去。

先来介绍一种现代社会心灵减压的好方法——静心功。

静心功，是指通过一定的方法，将心中不必要的负担或压力以及不良情绪及时地排遣出去，使自己的内心保持平静、情绪保持稳定的一种养生锻炼方法。

静心功实际上是在调养神志的指导下进行的，只有拥有良好的世界观，才能真正调养好心神。当然，借助身体上的修行，从而达到心灵的安宁，也是比较有效的方法。

静心功的练习方法有多种，如静坐、冥想、瑜伽、气功等，都注重对内心世界的修炼，对整体精神状态的调整，对于静心是很有帮助的。其核心是通过静坐、入定、冥想等方法，集中思想，把头脑中存在的不利于自己情绪健康的东西消除掉，使自己获得内心的平静，轻装上阵，面对生活。

这些在"邓老百岁养生二十四法"里面会进一步介绍。

除去静心功的练习，还可以通过一些舒缓柔和的运动来帮助自己释放压力和不良情绪，获得内心的平静。

如练习太极拳、八段锦，旅游以及一些比较轻松的舞蹈等都是不错的选择。这些和缓的运动形式，可以帮助人体的气血流通，改善身体各部位的供血，既有利于身体健康，又可减轻神经、情志系统的负担，有很好的放松效果。

除了在"邓老百岁养生二十四法"中介绍的方法外，其实我很常用的方法便是通过书法来帮助自己平静心灵。

练习书法时，昂首挺胸，双腿自然分开，做到头正、身直、臂开、足安，如练习太极拳时蹲马步一样，用毛笔蘸一蘸墨水，悬肘，不急于先动笔，而是需要先潜藏一下自己，养足精神，调匀气血，心平气和，意动人静，直至进入忘我的境界，这才挥毫泼墨。

在这个过程中，我可以不思声色、不思得失、不思荣辱、心无烦恼、形无劳倦，运笔让气力相生、精神专注，颇合

于循体之规、庄子"无厚入有间"的养生之道，可对身体起到调节和修复的作用，以推迟或延缓大脑和身体的衰老。

　　退休的老年朋友，若文化功底比较好，可以学习诗词歌赋，练习填词作诗，这样既能让人觉得充实，也能锻炼大脑，使心胸更加宽阔，有益身心。

如何养身

下面就简单谈谈日常养身的一些注意事项。

➤ 虚邪贼风，避之有时

虚邪贼风是指在时令中出现不正常的气候，中医叫作虚邪贼风，这些异常气候容易导致人出现疾病。如大范围雪灾，好多人因此生病，甚至还有人死亡，这就是虚邪贼风。在夏天，空调开得太猛了，不少人又是感冒，又是拉肚子的，其根源便在于那些人不但不避虚邪贼风，还自己去招惹它。再比如，天下暴雨，你不躲着点，偏偏去淋雨，结果呢？你原来身体底子要是够好，估计一次两次还没大事；但是，如果长期这样，就容易引发疾病。因此，古人告诫我们要"避之有时"，这样"病安从来"？

那么，怎么样才能做到"虚邪贼风，避之有时"呢？

其实很简单，就是我们要顺应自然界的变化，及时调整好作息。比如预防方面，在春、夏、秋、冬不同季节，要根据天气特点，按照一定的原则，安排好我们的作息起居、情志调摄等，如春避风温、夏避暑热、长夏防湿热、秋避燥邪、冬避寒冷。再比如，天气冷了，你事先要注意多添件衣服；下大雨了，就算外出，也要带上雨具。虽然，这些事情很琐碎，大家都懂，不过我还是要提一提，因为不少人是"知易"而"行难"。

➢ 重视运动，勿使过度

提倡体育运动以增强体质，从而达到祛病延年的目的，在我国古已有之。东汉华佗在论五禽戏时指出："人体欲得劳动，但不当使极耳。动摇则谷气得消，血脉流通，病不得生。"虽说生命在于运动，但不过分劳累很重要，尤其对于体弱者来说，应予以足够的重视。就算身体强壮，也要注意适量。好多运动员退役后一身毛病，我以前就给不少退役运动员看过病。

运动的种类很多，从传统的角度来看，可分外功与内功两大类型。体操、跑步外加拳术之类，主要使用外劲的运动属外功；五禽戏、太极拳、八段锦之类属内功。若以强壮身体为目的，则内功、外功均可；如从养生角度来考虑，尤其是对老年人来说，则以内功为好。

➢ 不良生活，务必改正

中医学对人体生病和寿命长短的规律进行了长期的探讨，最有代表性的，可以概括如下。

"今时之人不然也，以酒为浆，以妄为常，醉以入房，以欲竭其精，以耗散其真，不知持满，不时御神，务快其心，逆于生乐，起居无节，故半百而衰也。"（《素问·上古天真论》）

不良的生活方式和生活习惯都会对人体的健康造成很大的危害，而且危害是多方面的、严重的，我们对此需要给予充分的重视。

★长期睡眠质量下降，不仅影响白天的工作状态，使工作效率下降，还容易造成失眠、健忘、记忆力下降、神经衰弱等症状。

★早餐随便应付，进食不够营养，不仅影响上午的工作和学习，还容易因饥肠辘辘而午餐进食过多，加重肠胃负担，影响消化系统功能。

★长期高脂肪、高蛋白、高热量饮食，蔬菜、水果摄入相对不足，容易引起人体热量堆积，长期如此，容易引起肥胖、血脂异常、糖尿病、高血压等疾病而损害健康。

★现代人随着工作和生活节奏的加快，代步工具的普及，人们普遍缺乏运动锻炼，长期如此，导致体质下降，对普通疾病的抵抗力下降而容易罹患感冒、肺炎等疾病。

★办公室一族，还容易引起颈椎病、头痛、头晕、精神不济等，此外还容易导致肥胖、血脂异常、高血压、糖尿病、冠心病、脑卒中等疾病的发生。

★至于吸烟、酗酒等不良生活嗜好，更容易引起诸如急性支气管炎、慢性支气管炎，肺炎，肥胖，酒精性肝病，甚至肺癌、肝癌等疾病。

因而，我们务必要想方设法改变自己不良的生活方式和生活习惯。至于如何改变，可以参考"邓老百岁养生二十四法"中的内容。

邓老百岁养生
二十四法

"古之人，其知道者，法于阴阳，和于术数，食饮有节，起居有常，不妄作劳，故能形与神俱，而尽终其天年，度百岁乃去。今时之人不然也，以酒为浆，以妄为常，醉以入房，以欲竭其精，以耗散其真，不知持满，不时御神，务快其心，逆于生乐，起居无节，故半百而衰也。"（《素问·上古天真论》）

那么，如何生活，才算得"道"，才能"度百岁乃去"呢？

伟大的物理学家爱因斯坦曾说过："成功＝艰苦的劳动＋正确的方法＋少说空话。"套用这句话，我认为寿而康是建立在健康、科学的生活方式的基础上的，以正确的养生观为指导，配合一些养生保健的小方法，在日常生活中坚持实施，而不是光说不练。

102 岁的我仍然身体硬朗、神清气爽、眼不花、耳不聋，有时候还要到北京、上海等地方开会、讲课。能达到这样长寿又健康的状态，我想，同我的养生观和养生小方法是密切相关的。

下面我会结合本人的情况，介绍一些常用的养生方法，希望对诸位有帮助。

起居作息规律

➤ 邓老一日起居介绍

　　我每天起床、打拳、练气功、吃饭、读书、看报等都有一定的次序，下面是我的作息表，这个作息表已经伴随我度过几十年了。

早晨起床	早餐
静坐、50 个呼吸吐纳 自我保健按摩（从头开始，遍及全身） 喝一杯热开水或花茶 练习八段锦	早餐后练气功（半小时到 1 小时） 读书、看报、练书法、写文章等 中午绕楼散步 10 圈（11：00—12：00）
午餐	晚餐
午餐后看报纸 午睡（13：30—15：00） 读书、看报、写文章 傍晚练习太极拳	看会儿电视 晚 21：00 洗澡（冷热水交替） 练习 30 分钟气功，看书 23：00 之前准时睡觉

➢ 善养生者，起居必有常制

古书《管子》有云："起居不时……则形累而寿命损。"唐代的药王孙思邈，据考证活到 141 岁，他也总结出"是以善摄生者，卧起有四时之早晚，兴居有至和之常制。"

因而不难看出，养成科学、健康的起居作息规律是很重要的。如果有可能，便应该让自己的生活规律起来。

反之，如果长期生活起居缺乏规律，或虽有规律但却是不健康的"坏规律"，比如经常熬夜、不吃早餐、饭后倒头便睡、不爱运动等，将会打乱人体的气血阴阳平衡，容易生病、早衰等，对健康是极为不利的。

人体内部是非常微妙的，存在许多规律性的现象，如一天 24 小时的日夜节律，正常的规律是白天干活、晚上睡觉；如女性的月经，每月什么时候该来，来多久，什么时候该结束，都有规律。

拿饮食规律这一点来说吧，许多犯胃肠道疾病的人，就是因为一开始不注意饮食规律造成的，在白领中比较多见。像每年因为胆石症而切除胆囊，变成"没胆"的人，医学研究表明，就与经常不吃早餐有关系。在我接诊的许多患者中，慢性胃炎、胃溃疡、消化功能紊乱等疾病也都跟饮食不规律有很大关系，这些患者通过规律饮食，配合一些药物治疗后，多数能够治愈。而像急诊科经常接待的那些突发腹痛、腹泻、呕吐的急性胃肠炎患者，有很多也同饮食不节很有关系。在我看来，规律饮食的人，很少会得这些病。

如果说饮食规律的重要性还不容易被体会到的话，那么，睡眠规律的重要性就变得容易理解多了。现代都市中，很多人都有这样的经历：由于学习或赶工作，连续熬了几次夜，每次都是忙到凌晨 2、3 点钟之后才睡，一觉睡到次日中午，这样算下来睡眠的时间其实也不短，有 10 个小时左右，但是第二天起床时却总觉得像没休息过一样，头脑昏昏沉沉的，提不起精神，这就是违反了人体正常生理睡眠节律的后果。人如果经常熬夜，就会打乱生理睡眠节律，影响睡眠质量，次日起床后就会感觉精神疲惫，头脑不清醒，不仅影响第二天的工作和生活，也会影响健康。偶尔几次这样的经历还不要紧，影响不会太大，可是如果长时间这样的话，就会打乱大脑正常休息的节律而有损健康，就很可能出现胸闷、心慌、头晕、健忘、腰酸、失眠、烦躁、脾气变差、口腔溃疡等症状。

　　现代人工作繁忙，有些人喜欢夜深人静而选择夜间工作，这些都是有碍健康的。长期打乱作息规律，就容易产生问题。除了上面列举的一些情况，还容易感冒、一生病便很难好、面容憔悴、熊猫眼，女士还可能出现内分泌紊乱、月经不调的情况。所以，经常熬夜的人群需要注意了。

按时就寝、按时起床，能保证充足、良好的睡眠；而科学、规律的作息安排，有利于保持高质量的睡眠。良好的睡眠可以帮助我们消除疲劳，恢复体力和精力，以便第二天更好地投入到工作和生活中去。列宁有句话讲得很好："不懂得休息的人，就不会工作。"

　　除了上面提到的饮食和睡眠要规律之外，日常生活中的其他方面，如运动、工作、娱乐等活动安排得合理与否，对人体也会有影响，在此我们不详谈。

　　因此，我建议每个人都需要根据自身情况的不同，合理地安排好每日的工作、学习、运动、饮食、起居等日常活动，并长期坚持、形成规律，让自己的生活方式变得更健康，这方面非常重要。

不觅仙方觅睡方

民间有一句话："不觅仙方觅睡方。"《老老恒言》中指出："少寐乃老年人大患；能眠者，能食，能长生。"讲的就是良好、充足的睡眠对人体健康而言很重要。人体经过白天的劳作，到了晚上已经很疲乏了，充足的休息可以使体内的各器官得到最大程度的休息和恢复，能量得到最大限度的补充，有利于消除疲劳、恢复体力和增强身体的抗病能力，对于养生保健非常重要。而睡眠不足则会削弱身体的抵抗力，损害身心健康，影响人的记忆力、智力，加速衰老。

我在多年的临床观察中发现，存在睡眠障碍的人往往都有面色灰黄、精神萎靡、智力与记忆力下降、抵抗力差、衰老较快的表现。

保证充足的睡眠确实很重要，但睡眠时间却不是越长越好，睡眠过多对人体也是有害的。古人言："久卧则伤气""凡睡至适可而止，则神宁气足，大为有益，多睡则身体软弱，志气昏坠"，讲的就是这个道理。

➢ 每天多长时间的睡眠才算合适

一些研究结果显示，成人每天的睡眠时间以 7～8 小时为宜，儿童需要更长些，以 9～10 小时为宜，60 岁以上的老年人，每日睡眠时间可适当缩短，但最好不要少于6小时，具体以个人感觉精力充沛、舒适为度。

➤ 该怎么做才能睡得更香

首先，入睡时间要规律。以一日而言，子时以前（夜间11：00前）就寝，是古人依自然和人体生理时钟最佳配合的建议，若能遵循此规律，则能缩短入眠的时间。按季节来说，其基本原则是配合日光作息，春天到夏天是白日渐长、黑夜渐短；秋冬季节则白日渐短、黑夜渐长，睡眠时间也可随之调整，以符合四季睡眠的需求。如《黄帝内经》云："春三月……夜卧早起；夏三月……夜卧早起；秋三月……早卧早起；冬三月……早卧晚起。"现代科学研究表明，人体内存在生物钟，每天有规律的睡眠，则将自身生物钟调整得非常好，自然不容易失眠了。

其次，应当学习孙思邈先生提出的"凡眠，先卧心，后卧眼。人卧一夜当作五度，反复常逐更转。"也就是说，睡前要抛开一切喜怒忧思和烦恼，精神上尽量放松，做到恬淡虚无，使大脑处于抑制状态，然后再慢慢闭上眼睛，自然昏昏入睡。不难想象那些心胸开阔、性格开朗、有所寄托、生活积极向上的人，自然容易泰然自若，安详入睡；而那些心胸狭窄、鸡肠小肚、斤斤计较、多愁善感、悲观消极的人，多容易失眠了。正因为这样，中国传统文化历来告诫我们要修心养性。如果能时刻注意这一点，就算面临巨大压力，依旧能够酣然入睡，一觉到天明了。

此外，保持周围环境的安静、采取合理的睡姿、选择舒适的卧具等，也相当重要。鉴于不同人具体条件不同，短短篇幅也不可能一一列出。这里，稍微介绍一下的是睡姿的选择。

孙思邈曾说，"屈膝侧卧，益人气力，胜正僵卧。""凡人卧，春夏向东，秋冬向西，头勿北卧，及墙北亦勿安床。"印度的苏布拉瓦尼教授也发现头东脚西是比较科学的睡姿，因为磁场的关系。我便是采用这种方法的，诸位不妨试试。

➤ 经常失眠的人该怎么办

除前面提到的规律作息有利于睡眠外，其他的比如静坐安神，睡前按摩、沐足，白天练会儿气功、打太极拳等都有助于入睡。这些内容在下面的章节中我还会谈到，如沐足、按压涌泉等。当然，有时候还需要求助于医生，用中药调理好阴阳气血。

说起睡眠，这里再顺便提下午睡。虽然有些人主张不需要午睡，但我觉得午睡对人体也是很重要的，特别对于老年人。以我为例，我每天午餐后一般是看会儿报纸，稍事休息，然后就午睡一会儿，午睡时间一般在 1～1.5 小时。适当的午睡可以弥补上午学习和工作所消耗的精力，又为下半天的工作和学习做好准备，对于保持精力充沛、提高工作效率都是很有帮助的。

当然，午睡也要有点讲究，比如我就经常教我的学生和患者要注意下面这些事项。

★午餐后不要立即午睡，最好休息半小时后再睡，否则容易延长胃的排空时间，影响胃的消化功能。

★午睡时间以 1 个小时左右为宜，老年人，可以适当延长午睡时间，但也不宜太长。午睡时间不宜太短或太长，太短达不到休息的目的；太长的话，人体容易进入深睡眠状态，醒来后反而觉得精神状态不好；而且多于 1 小时的午睡，还容易影响晚间的睡眠。

★不要坐着午睡和伏案午睡，也不要以臂代枕，不正确的睡眠姿势，不仅不能消除疲劳，还会影响大脑的供血和供氧，出现眼球受压以及前臂缺血、缺氧、麻木等症状，还容易得颈椎、腰椎疾病，不利于健康。

★起床时不要过猛，以防脑部突然供血不足而晕倒。最好在床上先停留数分钟，稍事活动，再慢慢起床。

★另外，老年人不宜独居，睡眠中最好能有人照料，及时发现和处理不良睡眠情况，如睡眠呼吸暂停、异常打鼾、呼之不醒等，防止睡眠中猝死现象的发生。

其中的后两条注意事项，也适用于晚间的睡眠。

晨起后静坐吐纳

手机扫描二维码，
观看视频学养生

　　我在清晨睡醒后，一般不会很快下地活动，而是先盘腿静坐于床上，闭目，心无杂念，使自己意念集中，缓慢做50个深呼吸，然后再慢慢起床，开始一天的活动。

　　儒释道三教皆有养生之法，均主张静坐，也叫打坐。教人息心摒念，放下尘怀，从恬淡虚无4字入手，少一点妄念，便多添一分正气，久而久之，则真气从之，精神内守，病安从来？

呼吸，是大千世界一切动植物存在的本能。失去呼吸等于失去了生命。吐纳也属于呼吸形式，吐即呼气，纳即吸气。养生内修之吐纳术，以调息运气为主，不发气，不发力，周身气血同天地之灵气形成循环，随心所欲，悠然自得。修习得法并坚持下来，更能达到延年益寿的效果。

晨起静坐吐纳除了吐浊纳清外，此法还有助于全身放松、大脑入静，调整脏腑功能，起到防病健身的目的。晨起静坐吐纳还可以减少头晕、猝死等的发生，因为清晨是心血管疾病高发的时间段，起床太急，活动太快、太剧烈，都容易诱发这些疾病。

下面就该法略做介绍。

➤ 准备工作

静坐时，要注意保持居室内空气的流通，尤其对于习惯夜间睡眠时关窗的人群。

经过了一夜的睡眠，人体在睡眠中会排出很多废气，早晨时起床，卧室内多缺乏新鲜空气。因此，起床后需要适当开窗通风，保持居室内空气的流通。

静坐前要先排二便，放松腰带，做好准备活动，以利于精神放松。

静坐时要避开风口，以免受风着凉。

静坐时，还要尽量避免外界的干扰，告诉家人予以配合，以免分神。

➢ 坐姿要求

一般人宜采取盘坐式：即双腿交叉盘坐，稳坐于板床上，一般以木板床为宜。

静坐时，上身要自然放松，头位正直，自然闭目，含胸拔背，两手置于腹前相互轻握，也可双手自然垂放于两腿上，以人体感觉舒适为度，上半身稍向前倾，坐正后，全身放松。

➢ 吐纳方法

吐纳，也即呼吸，正确的呼吸方法，可以帮助人吐浊纳清，排出体内浊气，促进身体内外气体的交换和物质的代谢。

要诀：静坐时，要闭口藏舌，舌尖抵于上腭。呼吸为息，息粗鼻有声，叫作风，不能入静。由粗调细，呼吸似有似无为上。

建议：对初学吐纳的朋友，建议开始练习时采取自然呼吸，即不加意念，听任平时的呼吸习惯，保持均匀的呼吸节律，以后可逐渐有意减慢呼吸频率，加大呼吸深度。

此外，还有腹式呼吸法，即用腹部的力量进行呼吸的动作。其中又分为正呼吸法和反呼吸法。

正呼吸法是指在意念的引导下，加强呼吸的腹式运动；吸气时腹部隆起、膈肌下降，呼气时腹部内收、膈肌上移；同时做到意守神阙（脐部）。

反呼吸法是指在意念的引导下，呼吸时进行逆腹式运动，即吸气时腹部内收、膈肌上移；呼气时腹部隆起、膈肌下降。

开始练功之前，先张口呼气，使体内的浊气随呼气尽量呼出，然后以鼻用力吸气，如此反复3次，然后开始缓慢、深长的呼吸，呼吸时要尽力使自己精神内守、心无所牵。

➢ 练功时要凝神

　　晨起静坐吐纳，除了进行呼吸吐纳动作，还要求练功者要凝神。坐正、放松、呼吸调匀后，便开始集中精神，要把涌现出来的千丝万缕的思想安静下来，即凝神。因为打坐时你才发现思想是很杂乱的。要想名、利、财、色皆为身外之物，而人生苦短，如白驹过隙。把飘忽不定、杂念纷呈的神思安定下来，给心松绑，心得自在，则神清气爽，而真气从之。

　　凝神时大家可以把意念停留在身体的某一部位上，如脐下丹田处，来帮助放松入静。

　　概括来讲，晨起静坐的方法就是，首先摆正姿势，其次调整好呼吸，最后调整意念、凝神静守、排除杂念、放松入静，至少做够 50 个呼吸。

自我保健按摩

手机扫描二维码，
观看视频学养生

完成静坐吐纳后，我喜欢行自我保健按摩。即通过对头颈、躯干、四肢缓和柔韧地自我按摩，帮助人体疏通气血、畅通气机，起到很好的保健和防病的作用。我把它叫作保健功"床上八段锦"。

按摩不同的部位可以起到不同的作用，这是因为不同部位有不同的经络分布，同内在脏腑的联系也有所区别。无论按摩何处，手法均要尽量做到有力而不过猛，柔和而不太轻，还有就是均匀，且多以自觉局部有温热感为度。

下面，简单介绍下这种自我保健按摩法。

➤ 头部的自我保健按摩

全身保健按摩，先从头开始，叫作敲脑袋。

★敲脑袋

方法：即以双手十指指尖的指腹，力度均匀、柔和地敲击全头部，反复数十次。

作用：提神醒脑，减缓疲劳。

敲脑袋的方法，可以帮助改善头皮及毛囊的供血，对于易脱发的人群，在一定程度上可以起到防脱发的作用；人体头部有许多重要的保健穴位，如百会、四神聪等，通过刺激这些穴位，可以疏经活络、帮助头部的气血流通，长期坚持，还有延缓大脑衰老的作用。

注意：敲击时用双手十指指尖的指腹接触头皮，用力要柔和，以人体感觉舒适为度，力度不宜太大或太小；力度太大容易损伤头皮，力度太小则效果不好；敲击时要以手腕部用力为主，借助手指弹起的力量，上肢不需要太用力。

★摩面

方法：敲击完头部后，便开始摩面（又称干洗脸、浴面）。即将双手掌心相互搓热后，按自下而上、由里向外的方向打圈，反复摩擦面颊、鼻梁、额角等部位，如此这般抚摩搓擦，如浴面状，反复数十次。

作用：美容。摩面动作可以改善面部皮肤和肌肉的供血，延缓面部皮肤的衰老。

注意：摩面时不要用力向下牵拉皮肤，否则容易产生皱纹。

★摩目

方法：动作开始时，轻闭双目，先沿一个方向转动眼珠，再反方向转动。然后双手搓热，将掌心置于眼睑上，由内向外、由下而上做环形摩动。双手拇指分别按揉眼周的睛明（眼角内侧）、四白（眼眶下方凹陷处）、太阳（眼角外侧后方凹陷处）等穴位，同时双手示指轻刮眼眶四周。

作用：明目、防治目疾。摩目动作可以改善眼周的血液循环。

注意：按摩眼部四周时，用力要柔缓、均匀、有节奏，勿大力，否则容易损伤眼周的皮肤。

★揉鼻

方法：双手四指反复揉搓鼻翼两侧至目下的部位，拇指分别在鼻翼两侧的迎香穴按揉；然后双手分别揉捏鼻翼、鼻根周围及鼻孔下缘。

作用：揉鼻动作，可以改善鼻腔的供血，增强鼻黏膜的功能，对于慢性鼻炎、鼻窦炎、嗅觉减退、鼻部过敏性疾病都有很好的防治和改善作用。

注意：同摩目。

★耳部按摩

方法：双手掌按上下方向或以划拳的方式按摩耳部，或以手指摩搓耳部，反复多次，以耳部感觉温热、舒适为度。

作用：聪耳。按摩耳部，可促进耳部气血流通。加上耳部是宗脉所聚处，脏腑、躯干、四肢在耳部都有相应的反应点。因此，经常按摩、揉擦耳朵，不仅具有清脑、醒神、聪耳的功效，还可以通过对耳部各反应点的刺激预防多种疾病。

注意：耳部按摩动作同样要柔和，不可大力，以能使局部感到温热为度。

以上是头面部按摩方法的介绍。头面部的按摩可以有效改善头面部的血液循环，促进新陈代谢，预防头晕、头痛、视物模糊、感冒、各种眼疾和鼻部疾病等，长期坚持，将获益很大。102 岁的我仍然面色红润、满头银发、耳不聋、眼不花、嗅觉灵敏、牙齿不垮，我想同我长期按摩头面部是有重要联系的。

➤ 颈部的自我保健按摩

方法：双手十指抱后颈，颈部往后用力数次，然后向前后、左右及四周各个方向缓慢活动颈部，以活动颈部肌肉和关节。

作用：颈部按摩可以有效缓解颈部疲劳，预防颈椎病。尤其适用于经常低头工作的办公室人群。

注意：颈部按摩动作宜缓慢、柔和，以免用力过猛扭伤颈部肌肉，有颈椎病的朋友，动作更宜轻柔。

➤ 肩部的自我保健按摩

方法：双手交互按揉双肩关节，揉按时以肩关节为中心，向前或向后做顺、逆方向旋转运动。

作用：肩部的按摩，有利于缓解肩背部的疲劳，可以有效预防肩周炎、肩臂痛等疾病。

注意：肩部按摩动作用力宜均匀、轻柔，对已有肩关节疾患的朋友，做前后旋转动作时要缓慢、轻柔，以免加重病情。

➤ 胸部的自我保健按摩

方法：将一只手放在心前区上，另一只手放在其上，按顺时针、逆时针方向各按摩数十次。

作用：坚持按摩心前区，可以益气强心、活血通脉、缓急止痛，有助于预防冠心病等疾病。

注意：胸部按摩动作用力宜均匀、轻柔，腹部同此。

➤ 腹部的自我保健按摩

方法：将双手掌相互搓热，先用一手掌心贴住腹部绕脐做顺时针方向摩动数十次；同样方法，再以另一手掌心按逆时针方向揉按腹部数十次。如此反复交替，按摩多次。时间以晨起后、饭后及睡前为宜。

作用：坚持腹部按摩，可以健脾和胃、固本培元，有效预防胃脘胀满、疼痛，腹泻、便秘，胃病及十二指肠溃疡等消化系统疾病。

➤ 腰背部的自我保健按摩

方法：先将双手搓热，然后紧按后腰部肋弓下缘与腰肌夹角处，稍停片刻后用力向下搓到臀沟处，双手如此上下往返搓揉数十次。

作用：坚持腰背部的按摩，可以调和气血、疏通经络、补肾益精、温经散寒、调和脏腑，可以有效预防腰背部虚冷疼痛、腰膝酸软等症状。

➤ 上肢部的自我保健按摩

上肢的按摩包括搓双手和擦手臂。

方法：搓双手，即将双手心相互搓热，一手紧握另一手背，用力摩擦揉搓，以发热为度；再用同样方法换手摩搓。擦臂即将双手相互搓热，先用右手掌紧按左上肢前臂内侧，自腕部向上擦至腋下，然后以手掌按在左肩外侧自上而下擦至左上肢前臂外侧，如此反复多次。再换左手掌擦右上肢，方法同前。

作用：坚持摩擦双手和摩擦手臂，可以有效预防各类手疾、肩臂麻木、酸痛等症。

注意：动作宜缓慢、柔和、均匀，下肢按摩同此。

➤ **下肢部的自我保健按摩**

下肢部的按摩包括按摩双腿和按揉下肢保健穴位。

方法：取正坐位，双手掌心向内，抱住一侧大腿根部用力向下擦至踝部，然后再从踝部向上擦回大腿根部，如此反复多次，再用同样方法按擦另一侧下肢，反复多次。双手相互拿捏小腿后部肌肉，上下来回，反复拿捏多次。以一手握住对侧踝关节，做向内或向外的旋转运动，两侧踝关节交替进行，反复数十次。然后取盘坐位，用右手拇指揉擦左侧足心涌泉 100

次，再用左手拇指反复揉擦右足心涌泉 100 次，左右脚交替进行。

作用：坚持按摩双腿和拿捏小腿部肌肉，可以通经活络、祛除疲劳，使下肢保持灵活，防止下肢痹痛等疾病。经常

活动踝关节，可以帮助滑利关节、强筋健骨，增加关节灵活性，预防关节扭伤。坚持揉擦涌泉，可以引火归原、滋阴育阳、安神宁志。

以上是我每日全身自我保健按摩具体方法的介绍。

我认为，全身按摩可以使肌肉放松、血流畅通，改善身体的气血运行，促进身体的新陈代谢。早晨起床后，从头开始，全身按摩，持续 30 分钟左右为宜。如果清晨没时间，每日趁工作之余，一有空闲，都可以随时随地进行。针对自身存在的一些不适，可以按照上面介绍的不同部位的方法进行选择。

全身自我保健按摩，可以使人体气血流畅，浑身通泰，舒适放松。按摩时可以闭目养神，按摩结束后，人会觉得身体温暖舒适，全身上下筋骨和肌肉轻松，精神抖擞，精力充沛。

晨起后饮茶

茶字，从不同角度看，都可以得出许多有趣的解释。不信你看：茶字拆分开来，可变成几个数字，"艹"是二十，"人"是八，"朩"拆开是八十，三者相加是 108，说喝茶可以使人寿命超过茶之数，享有此寿的，又叫茶寿；还有人根据《说文解字》的造字原则，提出茶字是由艹、人及木 3 部分构成的，意为人在草木间，孰能不喝茶。

清晨起床做完静坐、按摩保健功后，我喜欢喝一杯枸杞菊花茶、龙井茶、普洱茶等花茶或绿茶。

我国为饮茶大国，拥有悠久的历史，形成了韵味十足的茶文化。有兴趣的朋友可以参考一些茶的专著，如陆羽的《茶经》、丁谓的《北苑茶录》、宋子安的《东溪试茶录》、黄儒的《品茶要录》、熊蕃的《宣和北苑贡茶录》、赵汝砺的《北苑别录》、蔡襄的《茶录》、田艺蘅的《煮泉小品》、许次纾的《茶疏》等。

我国茶叶种类繁多，根据制法不同，大体可分为绿茶、白茶、红茶、黄茶、黑茶、乌龙茶、花茶、速溶茶、袋泡茶等。不同体质的人，适合饮用不同的茶叶。

茶叶含有非常丰富的物质，在防病治病方面，具有非常多的好处。

我国古代的中医，还曾多次运用茶叶来治病，兹举2个例子。

《古今医统大全》记载："沈绎，字诚庄，吴郡人，聪明好学，善医方。洪武中，肃王疾，召诊。问知平日嗜乳酪，只烹浓茶饮之而愈。王问。对曰：茶能涤膈中之腻故也。王神其术，遂奏授本府良医云。"

也就是说，茶叶能够消除油腻、荡涤肠胃的积滞，因而可以用来治疗过食奶酪。这个为茶能消除油腻、治疗饮食积滞提供了一个生动鲜活的例证。

《医说》："宪宗赐马总治泻痢腹痛方，以生姜和皮切碎如粟米，用一大盏，并草茶相等煎服之。文潞公得此疾，百药不效，而予传此方而愈。"

这道医案提示了生姜与茶可以用来治疗泻痢腹痛，中医药的神奇大多如此。民间有云："一年四季常吃姜，不用医生开药方""萝卜配绿茶，气得医生满街爬"。

喝茶虽然对人体有很多好处，但饮之不当，反而有损健康，有些人是不适宜饮用茶叶的。

★茶性偏寒凉，素有胃肠虚寒的人群不宜饮用。

★茶叶有提神的功效，严重失眠患者不宜饮用浓茶，否则容易加重失眠症状。

★有尿路结石的患者也不宜喝茶，尤其不能喝浓茶，因茶叶中含有草酸，过多饮用会增加体内草酸含量，从而增加尿路结石形成的机会，因此不建议饮用。

★茶叶可促进胃液分泌，已有胃病的患者，饮用浓茶后会因刺激胃酸分泌过多而导致胃病发作或加重，因此胃病患者宜少饮茶，即使饮用，最好不要饮用浓茶，时间也以进餐半小时之后为宜，不宜空腹喝茶。

★茶中所含的咖啡因、茶碱等物质对胎儿发育不利，因此，孕妇不建议饮茶。

★高血压、严重动脉硬化的患者也不适宜饮茶。

关于饮茶的禁忌，《饮茶经》一书中有云："空心茶致心慌，隔夜茶伤脾胃，午茶助精神，晚茶导不眠；过量茶令人瘦，滚烫茶使脏伤。"因此，除了不宜空腹饮茶外，饮用隔夜茶、晚间喝茶、大量饮用浓茶、茶水过烫对健康也都有不良的影响，饮茶时应注意避免。

除了上面介绍的茶叶外，适当饮用一些花茶对于养生保健也有很好的帮助。常见的有清脑、醒神、明目的菊花茶，活血、行气、解郁的玫瑰花茶，滋阴、补肾、明目的枸杞茶，去脂、消腻、清心的山楂荷叶茶，养血、补气、滋阴的龙眼西洋参茶，补气、健脾、强身的黄芪人参茶，清心、解暑的菊花荷叶茶，滋补肝肾、平肝潜阳的枸杞菊花决明子茶等，具体选择时应根据个人体质不同，合理选用。

　　另外，除花茶用滚水冲泡即可外，一些中药保健茶最好是水煎后服用，比起单纯热水浸泡效果更好。

练习八段锦

八段锦是我国民间广为流传的具有保健作用的健身操。八段锦的历史源远流长，其源头可追溯至西汉的导引术，至宋代逐渐衍变成八段锦，并逐渐普及。它只有八节动作，简便易学，每个动作舒展优美，而且健身效果明显，历来深受人们喜爱。

在家中时，我每日必练习八段锦；即使是外出，只要时间和场地允许，也会坚持练习。有一次，我在去国外的长途飞机上，还在机舱后部的空闲地方练习八段锦呢。可以说，八段锦已经成为我生活的一部分了。我从 50 岁起开始练习八段锦，并逐渐热爱上这个项目，每日清晨练习，数十年来几乎从未间断过，自感从中获益良多，因而推荐大家也多加练习。

下面介绍八段锦的八式动作。

第一式　两手托天理三焦

预备姿势

直立，双臂自然下垂，手掌向内；双眼平视前方，舌尖轻抵硬腭，自然呼吸；周身关节放松，双足分开如肩宽，足趾抓地，意守丹田，精神集中片刻。

动作

★双臂微曲，双手从体侧移至身前，十指交叉互握，掌心向上。然后双臂徐徐上举，至胸前至头前方时，逐渐翻手掌为

向上，继续上举两臂，肘关节逐渐至伸直状态，同时头向后仰，双眼看手背，双腿伸直，足跟上提，挺胸吸气，屏气数秒并纵向用力拉伸身体。

★双臂自身体两侧缓慢放下，肘臂放松，足跟下落，同时用力呼气，双手下回至体侧，掌心向内，即恢复至预备姿势。

双手上托时吸气，下放时呼气，足跟上提站立并拉伸身体时呼吸可暂停数秒，呼气和吸气动作宜深长均匀，如此反复16～20遍。

功效

此节动作是躯干和四肢的运动，以挺胸仰头为主。该节的动作有利于胸廓的扩张和活动颈部肌群；同时呼气和吸气动作，还可以帮助练习者吸进更多的氧气、排出体内浊气，有助于加强血液循环，增加头脑部的血液和氧气供应，解除疲劳，清醒头脑。通过此节动作的练习，可以调理上、中、下三焦，起到调理和强健身体各个内脏器官的作用。此节动作强调挺胸、头往后仰，所以主要还是以调理肺脏与心脏血循环（上焦）为主，增加呼吸和血液循环。此外，经常于空阔处练习，仰望苍穹，对一些不愉快事情也容易释怀，有益于调整心态。

第二式　左右开弓似射雕

预备姿势

左脚向左侧跨一步，双腿分开下蹲成马步，上体直，双手臂自然放松，垂于身前，掌心向内。

动作

★双手臂抬于胸前，内屈、平双肩；左手示指略伸直，左手拇指微外展伸直，其余手指微屈，拳心向前；右手微握拳，拳心向内后，然后左手向左侧平伸；掌心由前逐渐转为外向并伸直手臂，同时右手向右侧拉伸，拳心始终向内后方向，眼看左手示指方向，同时扩胸吸气；双臂用力向身体两侧拉伸，模仿拉弓射箭姿势，屏住呼吸、保持数秒。

★双臂渐收回至前胸，同时呼气；左手微握拳，拳心向内后，右手示指略伸直，右拇指微外展伸直，其余手指微屈，拳心向前；然后右手向右侧平伸，掌心由前逐渐转为外向并伸直手臂，同时左手向左侧拉伸，拳心始终向内后方向，眼看右手示指方向；同时扩胸吸气，双臂用力向身体两侧拉伸，模仿拉弓射箭姿势，屏住呼吸、保持数秒；然后双手臂返回至胸前，同时呼气。如此双臂交互向外侧拉伸。

要点

伸手时吸气，拉弓时屏住呼吸数秒，手臂回缩至胸前时呼气。如此左右轮流进行开弓拉伸，重复 16～20 遍。

这一节动作的重点是运动胸廓、肩胛骨、手臂后方及背部肌群，活动颈椎，通过双臂外展和牵拉动作，可以增加胸廓活动度，增强呼吸功能和血液循环，同时颈椎向左右旋转，可以缓解颈椎及附近肌肉疲劳。常练此节动作，对于慢性肺部疾病与肩关节疾病有一定的调节作用，并可增加四肢肌肉的力量。

第三式　调理脾胃须单举

预备姿势

直立，双足分开如肩宽，脚尖向前，双手自然下垂，位于体侧，双目平视前方。

动作

★双臂上抬至胸前平屈，掌心向上，指尖相对，然后右手翻掌向外并上举，掌心向外；头向后仰，眼看右手尖；同时左手下按，掌心向下，指尖向前；此过程中吸气，待双手臂分别上下伸直时，微屏住呼吸数秒，同时尽力拉伸身体。

★开始呼气，同时右手臂下垂至胸前，掌心向内，左手臂上抬至胸前，掌心向内相对；然后双手交错，左手掌翻掌向外并上举，头向后仰，吸气，眼看左手尖，同时右手下按，掌心向下，指尖向前，用力拉伸身体，并屏气数秒；然后左手臂下垂至胸前并呼气，右手举至胸前，掌心相对。如此双臂交互上举。

要点

　　上托下按、拉伸身体时吸气；保持身体拉伸状态数秒，同时屏住呼吸；双臂还原时呼气。如此重复 16～20 遍。

功效

　　此节动作是双臂交互上下拉伸与下按，同时仰头，直腰、脊柱侧屈，使两侧的内脏器官和躯干肌肉做协调的牵引，主要作用于中焦，特别是使肝、胆、脾、胃等器官受到牵拉而活动，可以促进肠胃蠕动、胆汁分泌，增强脾胃消化功能；经常锻炼有助于加强脾胃功能、增进食欲、帮助营养物质的吸收。

第四式　五劳七伤往后瞧

直立，双足分开如肩宽，双臂自然下垂，双手置于身体两侧，双目平视前方。

动作

★双臂后伸，放于后臀部，手掌掌心向后，保持躯干不动，头慢慢向左后旋转，眼睛跟随头部向左后方向看，深吸气，并保持片刻。

★头旋回，恢复正前位，眼睛平视前方，并呼气；随后头再向右后旋转，同时眼睛向右后方看，深吸气，并保持片刻，再慢慢将头转回原正位，并呼气。

头向两侧后方旋转时吸气，并保持此动作片刻，头部转回时呼气，重复此节动作 16～20 遍。

功效

本节动作中通过头部左右旋转、反复活动，可以增强颈部深浅肌群的收缩能力，加强胸骨和肋骨的活动度，有助于改善肺部通气功能，尤其可以促进两肺尖的通气。头颈部的活动，可以增加头脑部的供血，对于中枢神经系统和脑部都有较好的调节作用，对于防治五劳七伤都有好处。此外，通过眼球和颈部肌群的运动，可以使眼球和颈部肌肉得到锻炼，有助于改善视力，治疗落枕、颈椎病等疾病，减轻眩晕和上肢麻木等症状。

第五式　攒拳怒目增气力

预备姿势

双腿分开，屈膝蹲成马步，双臂屈肘握拳置于腰部两侧，拳心向上，双脚尖向前或外旋，双目怒视前方。

动作

★右拳向前方猛击出，拳与肩平，拳心向下，双眼睁大，向前虎视。

★右拳收回至腰侧，同时

左拳向前猛击出，拳与肩平，拳心向下，双眼睁大，向前虎视。

★左拳收回至腰侧，随即右拳向右侧击出，拳与肩平，拳心向下，双眼睁大，向右虎视。

★右拳收回至腰侧，随即左拳向左侧击出，拳心向下，双眼睁大，向左虎视。

握拳要紧，足趾用力抓地，出拳要用力，聚精会神，瞪眼怒目，做以上动作时要配合呼吸，拳出时呼气，回收时吸气。如此反复进行 16～20 遍。

这段动作主要是运动四肢和眼部的肌肉，做此节动作时，练习者处于用力和紧张状态，可以激发大脑皮质和交感神经的兴奋性，加强血液循环，促进肌肉舒张和收缩，从而帮助气血的运行，有利于预防四肢肌肉无力和麻木的症状。

第六式　两手攀足固肾腰

预备姿势

双腿直立，双足分开与肩同宽，双手自然下垂，位于身体两侧，双目平视前方。

动作

★双臂自身前方向上举至头部外上方，吸气，掌心相对，上肢伸直，上体背伸，头略向后仰，眼看上方。

★双臂经头前方回落至身前，呼气，掌心由内逐渐变为向下；同时上身向前弯曲，弯腰，双臂下垂，双手尖尽量向下，触摸足趾部，头略抬高；然后直立还原为预备姿势。

要点

身体前屈时，膝部不要弯曲，腰部尽力向下弯曲，手指尽力触及足趾或地面，老年人或关节疼痛患者练习时不强求此点，以个人能耐受为度，身体后仰时要达到最大限度。屈体时呼气，后仰时吸气。动作宜慢，重复 16～20 遍。

功效

　　此节动作，包括头部后仰、上体背伸和弯腰动作，主要是运动腰部。腰部既是全身运动的中枢，又是头颈和躯干负重的轴心，是人体重要组成部分之一。经常运动腰部，不仅能加强腰部肌肉、腰椎关节、腰间韧带等连接的活动功能，还对支配下肢的主要神经（坐骨神经）有一定的刺激和按摩作用。在解剖学上，肾居腰部，中医讲"腰为肾之府"，经常锻炼腰部，可以对肾脏起到一定的按摩作用，起到强肾的作用。因此，常练此节动作，可以起到强健腰肌、壮腰补肾的作用，对于腰肌劳损、腰椎退变、坐骨神经痛、腰腿疼痛等均有一定的改善作用。

第七式　摇头摆尾去心火

预备姿势

双腿分开站立，屈膝下蹲成马步，双手按扶膝上，虎口向内，上体正直。

动作

★上身及头部向前深俯屈，随即头逐渐向左后方向做弧形旋转，眼睛尽力向左后方向看，吸气；同时臀部向右摆，左膝伸直，右膝屈曲，保持此姿势数秒；然后头部及上身向前转回，呼气，恢复成预备位。

★上身及头部向前深俯屈，随即头逐渐向右后方做弧形旋转，眼睛尽力向右后方方向看，吸气，同时臀部向左摆，右膝伸直，左膝屈曲，保持此姿势数秒；然后头部及上身向前转回，呼气，恢复成预备位。

要点

弯腰旋转时吸气，恢复预备位时呼气，反复 16～20 遍，最后直立而收势。

功效

这段动作是全身的运动，尤其是颈椎、腰椎及下肢的活动，头部尽量向后旋转，不仅可以锻炼颈部的肌肉和关节，还可增加胸廓的活动，有助于改善人体的血液循环，增加组织的供血；此节动作中通过腰椎的活动可以锻炼腰部肌肉、关节、韧带等，对腰部疾患及下肢活动都有着良好的调节作用。

第八式　背后七颠百病消

预备姿势

直立位，双脚并拢站立，手臂自然下垂，双手置于臀后，挺胸，双膝伸直。

动作

双足跟尽力上提，慢慢离地，双膝挺直，同时吸气，头向上顶，稍待片刻，足跟迅速落地，呼气，全身放松。

要点

提足跟时吸气，落下时

呼气，足跟落地要迅速，使身体有明显的弹跳感（即颠），如此反复进行 16～20 遍，最后恢复成预备姿势而收势。

功效

这段动作的要领是使全身肌肉放松，足跟下落时要有轻微的弹跳感，使全身肌肉得到放松。足的弹性震动，可以活动整个脊柱，并增加脑和脊髓的血液循环，可以预防多种脊柱疾患；同时震动感传遍全身，可以起到畅达经脉、通行气血、清头醒脑的作用，对慢性疾病的康复有一定的效果。

以上是对八段锦八节动作的介绍。八段锦动作简单，简便易学。八段锦的每节动作都和人体的某一脏腑相关联，对内脏有明显的自我按摩和调理作用，能有效提高人体的免疫力、消除疲劳、恢复体力，经常锻炼可以增强体质、延年益寿。

我对运动的看法是生命在于运动，但不当使极耳，所以比较喜欢打八段锦，并推荐读者尤其中老年人学会这套动作，并常加练习，这对于我们的防病、强身、抗衰老将会有很好的帮助。

八段锦的练习，不只是简单的肢体活动，它要求练习者练习时身体的伸展、俯仰、屈伸等动作必须到位，同时要配合意念和有节奏的呼吸。意念活动即指在做动作时要集中思想，排除杂念，不受外界干扰，将注意力放在丹田部位；呼吸宜放松、舒缓、自然，用鼻呼吸。

练习八段锦，如同其他运动项目一样，也应该遵循由少到多、循序渐进的原则，逐渐延长锻炼时间和增加运动强度。具体运动量的掌握应视个人体质而定，以感觉舒适为佳。

养生第七法

早餐后练气功

手机扫描二维码，
观看视频学养生

"余闻上古有真人者……呼吸精气，独立守神，肌肉若一，故能寿敝天地，无有终时，此其道生。"（《素问·上古天真论》）

这几句话指出了练气长寿的方法。通过呼吸精气的练习方式，逐步努力，达到"独立守神，肌肉若一"的境界，故能长寿。

从中我们可以看出，气功是一种很好的锻炼方法，经常练习，对于防病保健、延缓衰老都很有帮助。下面就我个人对气功的认识，做一些简单的介绍。

➤ 气功是什么

气功是中华民族的文化遗产，据记载已经有 3 000 多年的历史。在古代，气功被称为导引、吐纳、禅定等，很多养生保健家或修习武术者，都很重视气功锻炼。

如果用现在的语言来下定义的话，个人觉得，气功是一种以调心、调息、调身为手段，以防病治病、健身延年、开发潜能为目的的一种身心锻炼方法。

有人说难以辨别气功的真假。我说很容易辨别，就是患者自己来做的气功，就是真的。它非但可以治病，而且还可以祛

邓老在家练气功

病延年。凡气功师来替你治病或会气功的人来替有病者治疗疾病，都是假气功，是骗局。

我们必须知道，练气功，做气功只能自己受用，旁人是无法"叨其福庇"的。不像钞票一样可以送给你、借给你、支援给你。

➤ 气功锻炼的 3 个境界

王国维在他的《人间词话》中说到治学经验，即古今之成大事业、大学问者，必经过三种境界："昨夜西风凋碧树，独上高楼，望尽天涯路。"此第一境也。"衣带渐宽终不悔，为伊消得人憔悴。"此第二境也。"众里寻他千百度，蓦然回首，那人却在，灯火阑珊处。"此第三境也。

有人则谓练习气功也有3个境界。

第一境界，就是"练精化气"。

第二境界，就是"练气化神"。

第三境界，即"练神还虚"。

把"精气神"三宝紧密联系起来，同时修炼这三宝，以求延年益寿。

➤ 气功的练习方法

各派气功尽管方法各异，但总以练意、练气为主，注意调心、调息、调身3方面的锻炼。调心是调控心理活动，调息是调控呼吸运动，调身是调控身体的姿势和动作，这三调是气功锻炼的基本方法和规范。现对其简单介绍如下。

★姿势（调身）

调身是姿势的锻炼，气功练习要求姿势要自然放松。不同的姿势有不同的生理特点，姿势本身也起着一定的治疗作用。

常用的姿势有平坐、自由盘膝坐、盘坐、靠坐、仰卧、侧卧、半卧、站式、走式等。我常用的调身姿势以坐式为主。

自然舒适的姿势是顺利进行气功呼吸和诱导精神放松的先决条件，姿势总的要求是自然舒适，符合生理习惯。

★呼吸（调息）

调息就是进行呼吸锻炼，呼吸是气功疗法的重要环节。练习气功要求呼吸无声、细长均匀、出入绵绵。只有呼吸均匀、调息得当，才能心定，心定才能入静。

调息的方法有多种，常用的有：自然呼吸法、深呼吸法、顺呼吸法、逆呼吸法、停闭呼吸法、意达部位呼吸法、分次呼吸法、鼻吸口呼法、真息法等，练习时可根据不同的功法要求加以选择。我常用的调息方法有自然呼吸法、鼻吸口呼法和意达部位呼吸法。

练呼吸时要在"柔和自然"的基本法则指导下逐步做到深长、细匀、缓慢，切不可急于求成。

★入静（调心）

入静是指练习者在大脑清醒的状态下进入一种稳定的安静状态，心无杂念，集中意念于一点，即意守丹田或留意呼吸，对外界刺激的感觉减弱，进入似醒非醒、似知非知的境界，即大脑皮质进入保护性抑制状态。

常用的入静方法有：意守丹田法、默念字句法、随息法、数息法、听息法等。我个人喜欢意守丹田法和随息法。

以上几种调心入静练习法初练时可从意守丹田法开始，逐渐过渡到随息法或听息法，或始终练一种，因人而异。

练功者在入静状态时，大脑的思维活动相对减少，但不是绝对停止；心中尽量不闻、不思、不想，而将意念集中于呼吸或丹田处，宁神入静。意念的调整对练习入静很重要，练习入静前脑中要先排除杂念，将杂念减少到最少，做到耳如不闻、目如不见、无思无虑，只将意念集中于一点。

➢ 气功的作用和疗效

练功时的呼吸动作，可以使呼吸更趋于自然，增加氧气的摄入量、改善身体供氧，使肺脏功能得到有效改善。呼吸动作对腹腔脏器也起到了一定的按摩作用，可以改善脾胃消化功能、增强体质；人在入静状态下，大脑皮质和皮质下自主神经中枢及心血管系统得到充分的休息和调整，对于我们的各项生理功能都能起到很好的调节作用。

练习气功时进行的呼吸吐纳，还有助于排出体内浊气，吸纳自然界清气，练功后人会感觉身心舒畅、精神愉悦。经常练习气功，可帮助人体化解不良情绪、保持内心的平静和情绪的稳定，是一种很好的内修方法。中医讲"精神内守，病安从来"，人体若能经常保持内心平静、情绪稳定、精神内守、灵台空明的状态，则有利于人体气机的调畅，使气血畅通、水火互济、阴阳平衡，从而增强身体对疾病的抵抗力而防病保健、养生长寿。

➤ 练功要领和注意事项

气功的功法不同，特点和要求也不同，但练习气功有一些共同的要求，那就是要做到松静自然、意气相随、练养结合、动静结合、循序渐进、因人因病而异并持之以恒。具体练习某种气功时，还要参照该种气功的具体要求。

练习气功要掌握要领，而且在练功前思想上要有一个正确的认识，做到轻松乐观、排除私心杂念，怀有一颗平常心，恪守无为、无欲、自然等准则，循序渐进，不可急躁。若练功时抱有很强的功利心，如想要练就绝世武功、身怀绝技、辟谷腾空等，则很容易导致偏差，而影响身心健康。

练功时最好选择环境安静、通风良好、温度适宜的地方进行，饥饱劳累适宜，排空大小便，松解衣物。练功过程中尽量避免外界干扰，保持情绪稳定，驱除杂念，如练功过程中感到烦躁、头晕、气闷等不适，最好停止练习，找出原因，排除诱因后再继续练习。练功结束后应缓慢收功，慢慢开始活动，不要立即剧烈活动。此外，有精神病、大出血、高热、各种急性病及急性传染病的人不宜练习气功。

此外，要真正锻炼好，便要坚持节欲保精这一历代养生练功者的告诫，特别对初练者更为严格，要求在百日内禁止性泄。

适度用脑防衰老

　　《吕氏春秋·尽数》里说"流水不腐，户枢不蠹，动也。"这里的腐可理解为腐臭，枢指门轴，蠹即是蛀蚀，意思是说流动的水不会发臭，经常转动的门轴不会腐烂。比喻经常运动的东西不易受侵蚀。反之，经常不用的物体，则容易变坏。人体也遵循这个道理，像萎缩中便有一种叫失用性萎缩。肌肉常用，便容易强壮有力；经常使用大脑，也就不容易健忘。

102 岁的我依然头脑灵活、思维敏捷、谈吐清晰，这个同我在生活中始终坚持读书、看报、写字、著文等活动有很大关系。

　　研究表明，经常动脑的人，衰老者少，寿命较长；相反性情懒惰无所事事者，大脑容易早衰，死亡率高。一个人如果经常无所事事，意志松懈，疏于用脑，中枢神经系统的功能就很容易发生衰退而引起脑衰老。

　　纵观古今内外，大凡事业有成者，无不是非常喜欢动脑筋且长寿又思维敏捷，无不常常进行学习、思考。据说，毛主席临终前还捧着书在读呢，而邓小平同志八十多岁时也依旧谈笑风生，叶剑英元帅八十岁时还满怀豪情高歌"老夫喜作黄昏颂，满目青山夕照明。"中医医学史上的名医，也颇多是老骥伏枥式的。如大寿星孙思邈，写完《备急千金要方》后，时隔30 年，以百岁高龄，再著《千金翼方》，而且后者的序言写得更加深奥玄秘。现在不少老中医，虽已高龄，依旧思维清晰地为患者解除病痛。像南通的朱良春、上海的颜德馨，都是九十多岁，依旧出诊，诊余则学习、著述。

因此，我建议老年人尤其退休赋闲在家者，只要条件允许，最好能每天坚持读书、看报或记日记等适度用脑的活动，使大脑皮质保持适度的兴奋，以延缓脑衰老。这对于预防老年健忘、痴呆都有一定的好处。

至于年轻人，更应该好好动脑筋。在校读书的要尽量博闻强记，趁年轻，多读书，选择精彩部分反复诵读，中文也好，英文也罢，专业课程更该如此。如果现在不好好用功，碌碌无为，那恐怕将来很快会出现在痴呆的队列中。

➢ 如何用脑

我的做法是结合自己的爱好、专业进行选择。比如我是中医大夫，我一辈子为人看病，内外妇儿，几乎什么病都看。看病的过程，便能很好地用脑。还有就是为学生讲课，这也是一种锻炼，预防衰老的好法子。如果你是教师，这一招就挺好用。当然，我年轻时看书很杂，也热爱运动，因而，什么书法、诗词歌赋啊，都能帮助开动脑筋。像我九十多岁时，还为祝寿的人高唱《在太行山上》。

文化水平高些的人，其实多数也深谙经常用脑的必要性，通常也做得不错。而对于文化水平稍微差点的，诗词歌赋这些自然显得比较难懂；不过，哪怕有空便听听戏曲什么的，也是不错的锻炼。

另外，在参加身体锻炼时，将身体锻炼与健脑运动结合起来，做到健体与健脑同步进行，也可帮助延缓脑衰老。

邓老在九十岁寿宴高歌《在太行山上》

邓老九十寿宴

养生第九法

午间散步采阳

手机扫描二维码，
观看视频学养生

　　我喜欢散步，在天气晴好、阳光灿烂的日子，我午饭前的中午时分都会围绕楼下空地悠闲散步数十圈，尤其在阳光充沛的夏日，我称此为午间散步采阳养生法。我想自己精神状态一向很好，于此受益颇多，因而建议身边人也常加练习。

　　正午是一天中阳气最隆盛的时候，人体自身的阳气也达到一天中相对最旺盛的状态，此时在阳光下散步可振奋、激发人体的阳气；另外，散步时最好以背部朝阳，背部乃人体督脉所居处，督脉总督人体一身之阳经、总辖一身之阳气，督脉经气旺盛，则人体一身之阳气随之旺盛。总之，在正午温暖灿烂的阳光下散步行走，可促进人体气血流通，加快新陈代谢，振奋人体本身之阳气；另外，阳光下散步还有助于采集天地间之阳气，补充人体阳气之不足，长期坚持，可使人体阳气充足、精力充沛、生机旺盛。

这个方法比较适合于中老年人以及阳虚体质的人。人到老年，真元渐耗，身体阳气渐趋不足，容易出现一派阳气虚弱之象，如怕冷、恶风、面色㿠白、气短乏力、容易疲劳、精神萎靡不振、腰膝酸软冷痛、小便频多清长、夜尿多等表现，这些症状在老年人中多见，有这些症状的老年朋友，不妨试试这个方法。

此外，这项练习还适合于一些经常无精打采、爱打瞌睡，总感到精力不济的年轻人，虽然年轻人一般而言体质都很好，体内阳气充沛，精力旺盛，少有阳虚的表现。当你某一段时期总感觉白天精力欠佳、困乏想睡觉时，这提示你身体内代表生命力和活力的阳气已经在"犯懒"了，可能是由于你的睡眠作息不够规律使得体内阴阳交接失和，或者是由于其他的某些原因，致使体内的阳气蛰伏于内、振奋乏力，人体此时容易表现出一派困倦、乏力、精神不振的现象。宜于正午时分，户外散步半小时至1小时左右，促进气血流通、振奋阳气，可有效改善上述情况，提高工作效率和生活质量。

中医讲春夏养阳，春夏两季自然界万物生长、阳气充盛，人与自然相应，人体阳气也处于相对旺盛的时期，故而春夏两季是补养人体阳气最佳的季节。因此，从顺应自然的角度出发，午间散步采阳选择在春夏两季进行效果更好。当然，在寒冷的冬季，午间阳光充沛时进行户外活动，也可起到促进气血流通、振奋人体阳气的作用。

我常年坚持中午散步采阳的习惯，除阴雨天气，几乎未间断过。此法时间一般选择在午饭前，11：00—12：00进行，具体以感觉身体温暖舒适、微微出汗为度。散步前后要注意喝点温开水。读者朋友可根据自己实际情况选择练习。

注意，这种方法必须长期坚持才能逐渐体会到效果，如果仅仅坚持一两天便说没效果，那是深自误也。所谓"冰冻三尺，非一日之寒"，既然不良的生活习惯或者长期遭受病邪困扰已经令身体阴阳紊乱、气血失衡得比较严重，自然贵在坚持，正所谓"不积跬步，无以至千里"是也。

膳食平衡

"欲求长生者，需以饮食为大补良方。"（清·刘清臣《医学指南》）

《素问·脏气法时论》中则有这样一句话，谓"毒药攻邪，五谷为养，五果为助，五畜为益，五菜为充。"这句话说明了合理的膳食是非常重要的，在用药物纠正人体阴阳气血的偏差后，要运用食物进行调理。

另一方面，中医素有"脾胃为后天之本"一说，因此必须注意饮食有节，保护脾胃之气。即便有病，亦宜以食疗之。食疗不愈，然后用药，总以不妨脏腑为贵。所以"善治病者不如善慎疾，善治药者不如善治食。"

在中医看来，药物治病是以其偏性纠正人体之偏，越有急救功效的药物，偏性越大，运用不当，问题越多，相当于现在常说的毒副作用越大。食物性味平和，稳妥，方便运用，且味多甘美。难怪民俗云"药补不如食补"，也难怪一部《大长今》掀起了一浪又一浪的韩国饮食潮。

那么，怎样才能吃得更合理些？我的饮食习惯，概括来讲，包括3方面的内容：饮食清淡，荤素搭配；种类多样，少有偏嗜；饥饱适宜，饮食规律。

➢ **饮食清淡，荤素搭配**

饮食清淡，一般是指日常进食以素食为主，如谷类、豆类、薯类、新鲜蔬菜和水果等，同时配合一定量的肉类、蛋类、奶类等动物蛋白。饮食清淡，有益身体健康，大凡长寿之人，多是饮食清淡者。

现代人饮食习惯不健康，主要表现在饮食中过食肥甘厚味之物。因此，肥胖、血脂异常、高血压、糖尿病、冠心病、脑卒中等层出不穷。而中医历来反对过食肥甘厚味，《黄帝内经》中便说："消瘅、仆击、偏枯痿厥，气满发逆，肥贵人，则膏粱之疾也""膏粱之变，足生大疔"，就是指肥胖的权贵，由于生活条件优越，嗜食肥美厚味，就容易产生消渴、半身不遂、痿厥、气粗喘满、癣疮等疾病。

因此，我在此建议大家，饮食以清淡为好。

当然，饮食清淡并不是指纯粹的吃素，只是食物中动物蛋白相对减少而已。有些纯粹的素食者（如不喝牛奶、不吃鸡蛋的人），只吃蔬菜、水果、谷类、薯类等，其实这样的饮食结构对健康是不利的。正所谓"草木无情，而人则有情，需以有情之品而滋气血之生"，这里的有情之品即指肉类，因此还需要食用一定量的肉类食物才有助于维持身体的健康。

有句话说的是："吃四条腿的（猪、牛、羊）不如吃两条腿的（鸡、鸭等家禽），吃两条腿的不如吃无腿的（鱼类），吃无腿的不如吃多条腿的（虾）。"

我的看法是，大家宜多吃鸡和鱼类，有条件的可以选食海鱼、小鱼、小虾等。鱼类对于身体较虚弱的人尤其适宜，常食鱼可以有效延缓脑衰老。

➢ 种类多样，少有偏嗜

我常告诉身边的人，应该"吃杂一点"，就是注意食物种类多样化，不挑食，少偏嗜，各种食物都应适量摄取一些，以保证营养的全面和均衡。

食物种类多样化才能保证营养的全面和均衡。营养缺乏固然容易导致身体虚弱、体弱多病，影响健康。

孙思邈曾在《备急千金要方·食治方·序论第一》中引用前人的话说："五味入于口也，各有所走，各有所病。酸走筋，多食酸，令人癃……咸走血，多食咸，令人渴……辛走气，多食辛，令人愠心……苦走骨，多食苦，令人变呕……甘走肉，多食甘，令人恶心。"

这里提示营养过剩或不均衡同样也会致病。现在患糖尿病、血脂异常、冠心病、脑卒中的人越来越多，可以说很多就是营养过剩或不均衡造成的。

可以说我什么都吃，但是有一个原则，就是什么都只是吃一点。当然，性味平和的食物，我会适当多吃些，大辛大燥或大寒大热的食物则少吃一些。有时候，到外地讲学、参观、开会的时候，我喜欢吃当地的特产。俗话说"一方水土养一方人"，不同地方的特产含有各自的营养素，特别是某些微量元素。

现在，受西方文化的影响，很多人喜欢到西式快餐店里面就餐。煎炸的鸡腿、鸡翅，含过高热量的汉堡包，过于寒凉的饮料，这些都对身体不太有利，偶尔吃点关系不大，如果长此以往，则人将不久矣。因为这些饮食，从中医角度讲，多是性味过偏之品，煎炸过热、冰冻过寒、乍寒乍热，久则肠胃必定受伤。

此外，广东地处岭南，常年气候炎热，许多人为了降温解暑，喜欢大量进食冰冻的食物，这对健康很不利，容易造成各种胃肠疾病的高发，如胃痛、腹痛、腹泻、腹胀等，尤其是小孩子和老人家，由于胃肠消化吸收功能不够好，更容易受到寒凉食物的损伤。

特别应当注意的是，体质虚寒（如怕冷、容易感冒、大便稀溏、夜尿多等）的人更不应过多食用寒凉性质的食物，如绿豆、赤小豆、梨子、猪肉、甲鱼等。

➤ 饥饱适宜，饮食规律

"是以善养性者，先饥而食，先渴而饮；食欲数而少，不欲顿而多，则难消也。常欲令如饱中饥，饥中饱耳。盖饱则伤肺，饥则伤气，咸则伤筋，酢则伤骨。"——《备急千金要方》

上句引用的是唐代养生家孙思邈的话，这位活了 141 岁的老寿星便主张人应当在有饥饿感时进食，有口渴感时喝水，但他并不提倡"极饥而食""极渴而饮"，并强调"食不可过饱""饮不欲过多"。这也就是我为何主张"不可过饥，不宜过饱"的理论支持之一。比如饱食即容易出现脘腹胀满、消化不良，还可能引发急性胃肠炎、急性胰腺炎、急性胆囊炎，不少人可出现上吐下泻的症状。正所谓饱食易使"腹中彭亨短气，或致暴疾，仍为霍乱"。

这句话另外的启迪是，如果有可能，<u>应当采取少食多餐的饮食方式，而不是暴饮暴食</u>。这方面最鲜明的对比有日本的相扑运动员和英国的贵族的进食方式。日本的相扑运动员为了增加体重，采取两餐制的进食方式，即每日只有早、晚两餐，他们每餐的进食量是正常人的 10 倍之多，食后即睡，日本的相扑运动员寿命多较短。而英国贵族是采取每日六餐的进食方式，每餐少量进食；这种进食方式对于健康是很有益的，因而英国贵族多身材苗条，也很少有高血压、血脂异常、糖尿病、冠心病、脑血管疾病等，长寿的也很多。从这个"两极分化"的例子中可以看出，少食多餐、规律进食的方式对于防病保健是很有帮助的。限于条件，我们虽然做不到像英国贵族那样每天分六次进餐，但我们可以学习他们的"精神"，即定时进餐、每餐少食。养成科学健康的进餐习惯，包括上面提到的两点：饮食清淡和营养全面无偏颇，长期坚持，相信对您的健康将大有裨益。读者朋友们不妨一试。

规律饮食的重要性在前面已经提到，规律饮食有助于健康长寿，诚如《素问·上古天真论》所说的："饮食有节……故能形与神俱，而尽终其天年，度百岁乃去。"

我三餐基本上都按固定的时间来进食，每餐的进食量也较固定，食不过饱，七八分饱为度。

现在很多人，由于不良的进食习惯，导致患上胃肠疾病。如由于工作或生活的原因，很多人不能按时就餐，肚子很饿的时候才匆忙进食。饥饿时进食，一则容易因饥饿而进食过多，加重胃肠道负担，此外匆忙进食，由于牙齿对食物的咀嚼不够充分，也会影响到食物的消化和吸收，长期如此便容易罹患各种消化系统疾病，如胃炎、胃溃疡、肠炎等。

此外，我们还要注意饮食以时，即定时进食并形成规律，这个有助于保持脾胃功能的正常运行，有助于人体健康。一般来讲，一日以三餐为宜，倘若过饥不食或随时随地进食，就会打乱胃肠消化的正常规律，导致消化功能下降而有损健康。

关于三餐进食的分配，民间有句俗语说得很好："早饭要吃好，午饭要吃饱，晚饭要吃少。"当然，不同的人群情况不同，也应区别对待。一般而言，按此分配三餐即可。

傍晚练太极拳

手机扫描二维码，
观看视频学养生

太极拳是我国流传很广的健身运动，集中了古代健身运动的精华。我喜欢在傍晚时分选温度适宜、环境幽静、空气新鲜的空地打打太极拳，时间约 30 分钟。我觉得，经过了整个白天的工作和学习，傍晚时多会感觉疲惫，此时稍微活动下有益身心，而太极拳动作舒缓、强度适宜，打完一遍后常常会全身微微汗出，气血流通，觉得精神爽朗、精力充沛、浑身通泰、身心放松，感觉很舒服。另外，傍晚时适量的运动，不仅可以帮助气血的流通，运动后适度的劳累，还有助于保持夜间良好的睡眠。

➤ 太极拳的特点

太极拳动作轻柔缓慢、连贯柔和、刚柔相济、虚实相间、速度均匀，犹如行云流水，连绵不绝，且架势比较平稳舒展，动作要求不拘不僵，符合人体的生理习惯，少有忽起忽落的明显变化和激烈的跳跃动作，因此适宜不同年龄、不同性别和体质的人锻炼，尤其对年老、体弱和慢性疾病患者，是一种较好的运动医疗手段。所以太极拳在系统上被称为内家拳（不同于硬拳）。太极拳有3个特点。

其一是用意不用力，即以意领气，不要用力，这是初学较难的一关。绝大多数人在开始学架势的时候，会不知不觉地用起力气来。精神不是不能集中，就是过于集中全身或局部。用意不用力的好处是：使心神安宁，精气内守，全身放松，气息调匀，神意自若。这样运动起来稳如泰山磐石，动似江河奔放，运劲如抽丝剥茧，迈步像猫行矫捷无声。

其二是形势和缓、动静协调，《太极十三势行功心解》云："一动无有不动，一静无有不静。"这就是说在运动发展变化的过程中动作是从容和缓的，动作与动作之间是既有区别又有关联而不停歇的，始终保持肢体的平衡，做到川流不息、连贯一致。这样可以使全身各个关节都能得到适当的运动。

其三是入静，这里指的入静即在整套拳路运动中不存在杂念，做到"神舒体静""以意带动，意为先导，意守拳路"。哪怕大风袭面，尽管锣鼓震天，就算人群围观之，也仅仅是响动和人的概念而已，至于更具体的信息，则没有进一步的认识了。这样，便算领会入静之佳境。

➤ 浅谈太极拳的好处

练习太极拳对于人体防病保健，好处多多，简单地说有以下几方面。

首先，练习太极拳对人体各系统的功能均有促进作用，对高血压、冠心病、动脉粥样硬化等慢性疾病患者有很好的治疗效果。

其次，练习太极拳时的螺旋式弧形运动，可以使人体关节周围的肌肉、关节囊和关节韧带得到很好的锻炼，有助于改善和增强血液循环和关节韧带的弹性。人老腿先老，太极拳对于人体下肢的锻炼较多，可以有效延缓下肢功能的衰退，因此比较适宜中老年人练习。

最后，练习太极拳时要求精神集中、意守丹田，注意力高度集中，会给大脑皮质以良性的刺激，使大脑皮质得到更好的休息。练拳时所要求的沉静平稳、匀细深长的呼吸，还可使呼吸肌得到很好的锻炼，从而改善胸部、腹腔各脏器的功能和微循环，对于强身、健体、预防各类疾病均有很好的效果。

➢ 太极拳的注意事项

尽管打太极拳对身体好处很多，而且动作轻柔徐缓，适合多数人练习。为了让诸位能更好地练习好太极拳，我在这里再列出一些注意事项。

其一，要练成正确架势。

太极拳在开始学的时候，必须先练拳架。这就要求有老师指导，在老师的指导下，学习者应平心静气、默记揣摩。万不可贪多，要一式稳固再练一式。另一方面，老师也应该不断地纠正初学者的错误架势。这样随时纠正，等到练整套架势以后就不会走样，或者很少走样。否则就会自流或练出毛病来，等到自己练得定型了（自流的定型），或是练出毛病来再开始纠正就比较困难了，所谓练拳容易改拳难。练好架势后，则可以自己单独练习。

其二，要选好练习时间和地点。

练习时间的选择一般以早晨起床后或傍晚为宜，除锻炼强身之外，早晨打太极，还有提神醒脑的作用，为白天的活动做准备；傍晚打太极，可放松肢体，缓解白天的疲劳，促进气血流通和废物的排泄，有助于夜晚的睡眠，具体时间的选择，练习者可根据自身情况决定。

至于地点，最好在公园、树林、花园等环境安静而优美、空气清新的地方，不宜选择灰尘多或地面过于潮湿的地方。适宜的环境有助于练习者放松心情、凝神专注，体会锻炼之乐。遇到有风雨的天气应适当选择在走廊或在屋中练习。冬寒夏热时更不应该放弃而造成锻炼时机的损失，应坚持。如能经过三冬两夏的锻炼，人的身体会有一个新的变化。功夫也会有一定程度的进步。

其三，练习前准备的注意事项。

锻炼的时候应穿宽松的衣服，最好是中式便服和布鞋。这样运动起来既舒服又传神。练习整套拳架的时间在 20～25 分钟最为适合，否则会过快或过慢。当然，练习的拳路不同，练习者体质有异，时间也应当灵活调整，一般每日可练习半小时至 1 小时都是可以的。练习前不可过饱、饮酒。练习后不可脱衣、饮水。值得特别注意的是，练后不可停留而应慢步走走，不要就地而坐或挥扇取凉。冬天可披上衣服以免外感风寒。练拳时，不能大汗淋漓。运动过程中发现口里有唾液涌出，万不可吐出，应徐徐咽下，这对人体有极大的好处。

其四，不得已而为之的偷懒。

打太极拳下肢的运动量很大，初学者练完一套太极拳，往往会感到双腿酸痛，导致有些人半途而废。但是此种情况一旦坚持下来后，则前途一片豁然。因此，为了能坚持练习下去，我建议初学者不要在刚开始练习时就想着一步到位，架势放得过低（练习时腿过弯，曲度太大），这样几天下来，容易造成双腿困乏酸软。初学者如果感觉吃不消，可以将架势稍微放高点（练习时，膝盖不要太弯），这样循序渐进练习，待身体习惯后再逐步加大强度，将架势放低。当然，这一点实在是不得已而为之。

此外，由于练习太极拳时，对下肢关节的运动强度较大，因此，存在严重膝关节疾患，一般不主张练习，以免加重关节损害。

➤ 太极拳的练习原则

下面，我再把好友吉良晨，一位武术行家，对如何练好太极拳的一些原则介绍一下。

★虚灵顶劲——形容头如顶物，脖颈不可用力。头部要直，这样可以提精神，即"满身轻利顶头悬"的意思。

★含胸拔背——胸腹略含，与挺胸翻臀恰好是个对比，但不可过于含胸，过于含胸会妨碍肺部的运动。正如《太极拳论》所云："无使有凹凸处"的道理。

★沉肩坠肘——双肩自然下垂，双肘往下松坠，不可耸肩露肘，以免气浮。

★尾闾中正——腰背不可前俯后仰、左歪右斜，应保持中正，即不偏不倚。这样可以使腰部运转自如，起到枢纽作用，即"主宰于腰"之意。

★上下相随——上肢与下肢、上身与下身必须配合协调，《太极拳论》中有云："其根在脚，发于腿，主宰于腰，形（行）于手指。"也就是说由脚而腿而腰而手，须完整一气，所谓："手动，腰动，足动，眼神亦随之而动。"这样就可以达到"一动无有不动"，周身节节贯串，一气呵成。

★绵绵不断——自始至终动作不断，周而复始循环无端，如长江黄河滔滔不绝，一式将尽一式又起，此谓"运动如抽丝"，即《太极拳论》所云："无使有断续处"之意。

★松腰松胯——腰为一身之支柱，胯为一身之动力。腰胯能松开双足才能有力。虚实变化皆由腰胯转动。所以有不得力处，必须从腰胯中求之。

★分清虚实——这也是太极拳中应特别留意的一项，如全身皆坐在右腿，则右腿为实，左腿为虚。全身坐在左腿，则左腿为实，右腿为虚。虚实能分得清，则全身转动轻灵。如虚实不能分清，则双腿重滞、自立不稳。《太极拳论》云："偏沉则灵，双重则滞"即是此理。

★势势均匀——动作要求平衡而均匀，不可忽快忽慢、忽高忽低，步法不可忽大忽小，由始至终应保持从容和缓、运动一致。

★气沉丹田——以上9项都能做到，则气不上浮，自然下降丹田（脐部下小腹部），提高腹式呼吸能力，故虽练完收势而不喘息。它不仅可以预防许多疾病的发生，而且还可以通过锻炼治愈很多种疾病。

冷热水交替沐浴

　　沐浴具有健身保健的作用，古人早已意识到了。*我国古代道教《沐浴身心经》中提到："沐浴内净者，虚心无垢；外净者，身垢尽除。"* 就是说，沐浴不仅可以清洁身体，还具有洁净内心的作用。沐浴除了可以清洁身体，还具有缓解疲劳、恢复体力和精力的作用。人在精神疲惫或体力劳累时，洗个热水澡，可以有效缓解疲劳。

　　我喜欢采用冷水、热水交替的方法洗澡健身。 单纯温热水沐浴、单纯冷水沐浴和冷热交替沐浴对人体的影响是各不相同的。我把我自己的做法在此简单介绍，读者朋友可根据自己的需要选择适合自己的沐浴方式。

➤ 热水沐浴

　　热水沐浴，水温的选择以人体感觉温热舒适为度，一般在38～43℃，具体温度因人而异。温水对皮肤的刺激，可以促使皮肤毛孔张开、汗腺开泄，血液循环加速，有助于清洁皮肤表层的污垢，促进新陈代谢，缓解肌肉紧张，消除疲劳，对于肌肉疼痛、关节炎等均有一定程度的治疗作用。另外，温热水浴还有助于放松神经、缓解压力，消除紧张、焦虑等不良情绪，使心情恢复平静。

温热水浴时，水温的选择不宜过高，否则肌肤腠理开泄过度，汗液排泄过多，人体容易丢失大量水分，反会引起疲劳。患有心脑血管疾病者或老年人热水浴时，水温更不宜过高，如水温过高，则全身体表毛细血管扩张，心、脑、肾等重要脏器的供血减少，加之沐浴中因出汗丢失大量水分，会引起血液黏稠度增高，便容易引起心脏或脑的缺血而引发不良心脑血管事件。

➤ 冷水沐浴

冷水沐浴也是一项很好的保健方法，可以提高人体对寒冷的适应能力，是耐寒训练的一种。此方法可以增强人体呼吸系统的功能，减少呼吸系统疾病的发生，增强体质。长期坚持洗冷水浴，可以增强人体大小血管收缩和舒张的能力，增强血管壁弹性，因而可有效预防高血压、冠心病、脑卒中等心脑血管疾病。

因冷水对人体的刺激作用较强，进行冷水浴时要循序渐进，逐渐增加身体接触冷水的面积，可先从冷水洗面开始，然后以冷水擦身，再逐步过渡到冷水沐浴，以人体能接受为度，不要贸然进行。开始练习的季节以夏天为好，此时天气炎热，水温和气温也比较接近人体的自然温度，人体比较容易适应，然后逐渐坚持到秋天、冬天、春天，持续四季。

冷水浴可以增强体质，增加身体对严寒、疾病的抵抗力，但是还应根据个人情况合理选择。有些人是不适宜选择冷水浴的，比如患有严重心脑血管疾患、肺结核、风湿性关节炎、坐骨神经痛、急性肝炎的人，感冒发烧的人，饱腹、酒后、空腹、剧烈运动后、极度疲劳后、大量出汗后、女性的孕产期内等，以上人群最好不要选择冷水浴的方式，以免加重本身的疾病或引发某些疾病。

➢ 冷热水交替沐浴

在温热水沐浴后，再以稍凉些的水冲洗全身，冷热水交替的沐浴方法，比起单纯的温热水浴或冷水浴，更能起到锻炼血管的作用。这是因为温热水的刺激，可以促使人体的血管舒张；冷水沐浴，可以促使血管收缩；冷热水交替沐浴，由于一冷一热的刺激，人体的血管也会随之收缩和舒张，这样使血管一收一舒的运动，被称为血管体操。这种血管体操，增强了血管壁的弹性，可以有效减少血管壁上的脂质沉积，延缓血管硬化的发生，因而可以有效减少冠心病、高血压、脑卒中等疾病的发生。

另外，冷热水交替对人体的刺激作用会明显加速血液循环，可以促进人体的新陈代谢，解除身心的疲劳，有助于身心恢复平静和轻松，改善夜间的睡眠质量。此外，冷热水交替沐浴，可因凉水的刺激作用促使皮肤的肌肉和毛孔收缩，长久坚持，具有增加皮肤弹性、淡化细纹、延缓皮肤衰老的作用。

在进行冷热水交替沐浴时，水温的选择要合适，不宜太高或过低。进行温热水沐浴时，水温以人体感觉温热舒适为度，不宜太热，一般以 38～43℃为宜；进行冷水沐浴时，水温的选择以人体感觉微凉为度，不宜太凉，一般保持在 20℃左右为宜。

102 岁的我仍然精神饱满、思维清晰、身体健康，这与我每日坚持冷热水交替沐浴的习惯是分不开的。我建议读者朋友，只要身体条件允许，最好都能开始练习这种沐浴方法，并且长期坚持下去，终年不变，这对于强身、防病、保健将大有益处。

睡前热水浴足

我每晚睡前喜欢用温热水浴足，浴足过程中同时用双手按摩、揉搓足背及足心，以加速足部的血液循环，水凉后再加热水，如此反复多次，长期坚持。我的体会是，长期坚持热水洗脚，对消除疲劳、改善睡眠、强健体质都是很有帮助的。

用热水洗脚是一个很好的习惯，如北宋文学家苏东坡，就长期坚持热水洗脚并配合脚底按摩，虽年过花甲，仍然精力旺盛、头脑清醒、才思敏捷。民谣云："春天洗脚，升阳固脱；夏天洗脚，暑湿可祛；秋天洗脚，肺润肠濡；冬天洗脚，丹田温灼。"就概括地说出了四季洗脚的好处。还有谚语讲："冬天有钱吃补药，无钱洗个热水脚""热水洗脚，胜吃补药"，就形象地描述了人们对热水洗脚保健作用的认识：可以祛寒保暖、解除疲劳、防治疾病、强健身体。

寒从足起，洗脚，一年四季宜用热水。水温的选择以双脚感觉微烫、舒适为度，太烫则容易烫伤皮肤，太凉则起不到作用。泡脚的水最好恒温，水凉后再加热水，有条件的可以选择具有按摩功能的浴足盆。

中医经络学说认为，人的足部有 60 多个穴位，它们与五脏六腑、各器官都有很密切的联系。经常用热水浴足，并按摩脚底、足趾、足跟、脚踝等部位，通过热水和按摩手法对这些穴位进行刺激，可以帮助气血运行、舒筋活络、缓解疲劳、调整五脏六腑功能，使人体阴阳平衡，从而起到祛病保健、延年益寿的作用。

外出归来的人们，经过一天的奔波劳累，此时洗个热水脚，既能清洁皮肤，又能消除疲劳。神经衰弱或容易失眠者，睡前用热水泡脚，还可起到镇静助眠的功效，能帮助入睡、改善睡眠。

另外，用中药煎汁泡脚，还具有治疗某些疾病的作用。如我患有高血压，每晚睡前用自配的临床经验方——沐足方泡脚后，可以使血压恢复到比较稳定的状态，并持续到第二天效果都很好。我的学生把这个沐足方介绍给他们的患者，许多患者泡脚后都觉得很舒服。

沐足方的主要成分：怀牛膝、川芎、天麻、钩藤、夏枯草、吴茱萸、肉桂。

方法： 将上药煎汁温取浴足，浸泡双足 30 分钟左右，以保持温热为度，如能配合脚底按摩则效果更好。

　　经临床观察，沐足方具有良好的降低血压、改善症状的效果，建议有腰酸腿软、失眠、头晕、头痛等症状的高血压患者不妨一试。

睡前按摩涌泉、劳宫

每晚睡前，热水沐足后，我便按摩刺激双侧的涌泉和劳宫，这样做的好处就是可以帮助入睡，所以经常失眠的朋友不妨尝试一下。

➤ 方法

用温热水浸泡洗足，抹干后用右手劳宫按左足心涌泉一周天（即来回旋摩 365 次），然后用左手以同样的方法按摩右足心一周天（具体次数不强求，以感觉脚底心及手心温热舒适为好，如能坚持按完一周天则效果更佳）。

➤ 涌泉、劳宫定位

涌泉是肾经的井穴，五行属木，位于足底，卷足时足底前部的凹陷处，约当足底面第 2、3 趾间趾缝纹后端至足跟连线的前 1/3 与后 2/3 交界处。

劳宫是心包经的荥穴，五行属火，位于手掌心，当第 2、3 掌骨之间偏于第 3 掌骨，握拳屈指时中指指尖所对处。

➤ 功效分析

此两穴位，一为水、一为火，一为阴、一属阳，按摩时通过手心劳宫与足底涌泉的按摩刺激，可以补肾水、疗虚火，使肾水上滋、心火下降，帮助人体达到心肾相交[1]、阴阳平衡的状态，可以治疗失眠、遗精、记忆力减退、心悸不适、头痛头胀、双足冰冷等；此外，此法还可消除疲劳、强身健体、增强抵抗力，可有效预防感冒，长期坚持，具有良好的强身保健作用。

1　有些人有失眠、健忘、头晕耳鸣、心烦不宁、烘热汗出、心悸怔忡、胸闷乏力、腰膝酸软等症，中医称其为心肾不交。

饭后百步走，活到九十九

散步是指不拘形式、从容和缓地行走。散步对于养生保健、益寿延年很有益处，民间有"饭后百步走，活到九十九"的说法，中医养生学中也有"百练不如一走"的说法。

除了常打八段锦和打太极拳，我还很喜欢散步。天气好的时候，会经常到外面绿地或花园小径中走走；天气不好的时候，也会在室内或阳台上来回走动，以活动气血、舒展筋骨。

散步不需要太多的准备工作，一双舒适的便鞋加上合适的场地即可，因而是一项很平民、大众的运动，适合于所有人练习。

每个人都知道散步对身体有好处，但具体有哪些好处呢？我将在此做简单介绍。

➤ 防治关节疾病

散步时缓慢、自如地行走，可以使全身的筋骨关节得到适度的锻炼，舒缓关节的疲劳，延缓关节的退化和僵硬。对于已经罹患关节炎的人，经常散步，可增加对关节的锻炼，改善关节炎症状，预防关节畸形的发生。

现代伏案工作的办公室一族，由于经常低头，容易造成颈椎及颈肩部肌肉的僵硬、酸痛，容易罹患颈椎病、颈肩关节疼痛之类的疾病。对于此类人群，经常散步并且采用抬头挺胸、脊背伸直、双肩大幅度摆动的姿势，同时配合活动颈部，有助于缓解颈肩关节的疲劳和局部的肌肉酸痛症状，调整长期伏案工作中不良姿势对人体的影响，减少颈椎病的发生。

➢ 增强心肺功能

散步时人体胸廓较平时张开，呼吸较平时加深、加快，肺部活动度增加，人体可吸入更多的氧气，可增加人体各组织器官的供氧、增强肺功能、减少呼吸系统疾病的发生。另外，散步时人体心跳加快，心肌收缩力加强，血流加速，可改善人体血液循环、增强血管弹性，减少高血压、动脉粥样硬化等心血管疾病的发生。

➢ 防止肥胖

散步对于体形偏胖、营养过剩的人群还是一种消耗热量的好方法。现代人普遍缺乏运动，长期如此则导致热量堆积、变胖。科学研究发现，减肥最好采取有氧运动，即一些相对缓慢、持久的运动。散步就是一种很好的有氧运动，慢可保健、快可减肥。快步行走，每次时间大于半个小时，每周不少于 4 次，就可以有效燃烧体内多余的脂肪而起到减肥的作用。

➢ 预防骨质疏松

人在行走时，肌肉和骨骼运动较多，经常步行可以增加钙在骨质的沉积，减少钙的流失，有助于使骨骼变得强健，降低了骨质疏松疾病的发生率。

➢ 调节情绪、改善睡眠

在风景优美、空气清新的环境中散步可以使人放松、心情舒畅；对神经衰弱、睡眠不好的人，散步不仅可以调节神经系统的兴奋性，还可以起到镇静安神、改善睡眠的作用。

常添衣、避风寒

我有一个习惯，无论天气如何，只要出门都会随身带一件夹衣，当气温降低或感觉有些寒凉时就穿上。因为这个习惯，我平时也很少感冒。

这是件小事情，但是，养生就是在日常生活中注意点点滴滴，不是高不可测的学问。其实，这种注意天气变化而随时调整自身衣物的道理，几乎人人都懂，可惜的是，很多人都不够重视，知而不行。

有些人因贪图凉快或图方便而不重视及时加衣，年轻人或体质较好者短时间内可能不会有什么大的影响。但是，如果长期不注意这些细节，那么，哪怕再好的体质都可能慢慢垮掉，特别是人到了中老年后，问题就出来了。这样的人，我见过不少。他们总以为自己是"铁打金刚"，是"不坏之身"，结果 30 岁不到，便开始经常感冒、怕冷、喝点凉水都拉肚子。要知道，生命是一个连续动态的过程，前一秒的你，将影响到下一刻钟的你。

如果还一意孤行，不知道各种利害关系，寒冬季节某些小女孩依旧穿着超短裙，露着脐部，等到中年后，便会尝到苦头，那时可真是哑巴吃黄连哟！糟糕的是，她们竟然还不知道为啥年轻时体质那么好，怎么就那么几年，身体马上不行了呢！

而对于体质虚弱、抵抗力下降的中老年人就更不用说了。若不注意天冷添衣，便容易感冒，感冒若未能及时治愈，时间久了容易导致慢性支气管炎的发生，慢性支气管炎在中老年人群中是很常见的。如果治疗及护理不当，后期还可能发展成肺气肿、慢性肺源性心脏病等疾病，严重危害身体健康。因为生活细节的忽视，导致身体的长期不适，这是很划不来的，大家想想是不是？

所以《素问·移精变气论》就告诫我们："虚邪贼风，避之有时。"如果"失四时之从，逆寒暑之宜"，就是不注意随季节、天气变化而调整自己的生活规律，那么等到"贼风数至，虚邪朝夕，内至五脏骨髓，外伤空窍肌肤。所以小病必甚，大病必死"，即到了气血虚弱时，哪怕随时发生的微小的气候变化，对人来说都会成为邪气，邪气侵入身体，便会引起疾病。而人一旦被邪气击中，那么邪气很快就向内深入五脏、骨髓，向外损伤肌肉和皮肤。所以，即使是小病也会发展成重病，而大病就难免导致死亡。

所以我建议中老年朋友，出门时记得一件事，就是多拿件衣服，不要怕麻烦，为了健康，这一点小麻烦还是值得的。

我在这里也顺便告诫一下年轻人，不要自恃年轻、身体强壮就不注意保护自己的身体，人体的保健养生主要靠日常生活的细节处多注意。如果不注意保养，一旦过了30岁，疾病就会慢慢找上门来。有句话讲得好："30岁前人气病，30岁后病气人。"很多过来人都有这样的体验。

此外，再教给诸位一个保暖御寒的小窍门。就是要注意头部和脚部的保暖，特别在寒冷季节，一定要戴帽子，穿厚袜子，这样可以保护身体阳气，从而起到保健延年的作

用。因为"头为诸阳之会""寒从脚底起"。现在有研究显示，人体在寒冷的气候中，身体热量的 50% 是通过头部散失的；另外，足部得到保暖后，人体就不容易感觉寒冷。

戒烟、适量饮酒

我从不抽烟，对酒则不拒绝，但多适可而止，从不过量。

很多人都知道抽烟对人体的危害极大。烟草燃烧时挥发出的各种有毒物质如尼古丁，对肺影响最大。长期吸烟的人，肺脏必然受损，因为"肺为娇脏，不耐寒热"。西医认为，吸烟会导致呼吸道黏膜的抵抗能力逐渐下降，对有害物质的清除能力也下降，容易并发气管炎、支气管炎、肺部感染、慢性阻塞性肺气肿等疾病，临床上表现为发热、咳嗽、咯痰等症状，后期则容易发生癌变。

吸烟最大的危害不仅是对自身，还会殃及身边的人。因为吸烟时，烟草燃烧后所产生的烟雾只有很少一部分被抽烟者吸入肺内，其余大部分都被排到了周围的空气中，吸烟者身边的人就会被动地将这种有毒烟雾吸入肺内，从而影响身体健康。也就是说，如果家庭中的男主人在家中吸烟，那么跟他生活在一起的妻子、子女都会被动地或多或少地吸入这种烟雾，他的家人都要陪他一起吸二手烟，时间长了对身体的危害就会显示出来。如果孕妇抽烟，则危害更大，因为香烟中的尼古丁等有毒物质会导致胎儿畸形。有报道称，抽烟的孕妇比起不抽烟的孕妇所产的畸形儿的比率要高出很多。

所以，吸烟的朋友，为了自己和家人的健康，最好能改掉吸烟的习惯。

谈到吸烟，就不能不提及饮酒。中国是发明酒的国家之一，酒的历史在华夏民族已经延续数千年，我国关于酒的文化也是非常丰富的。吸烟对人体是有百害而无一利，而适量饮酒对人体的健康却是有好处的。

中医理论认为，酒性味辛温，可帮助气血流通、散湿气、御风寒、温肠胃。明代李时珍在《本草纲目》一书中说："酒，天地之美禄也。面曲之酒，少饮则和血行气，壮神御寒，消愁遣兴。"如民间自制的葡萄酒、米酒、黄酒等，都是不错的选择。酒精还可刺激胃液分泌，适量饮酒可增进食欲。在寒冷的季节，经过了一天的劳累后回到家里，如果能就几个下酒小菜，饮几口热酒，可以帮助气血运行、抵御寒冷、缓解疲劳，同时饮酒后的微醺状态还有助于人体放松，提高夜间的睡眠质量，帮助恢复体力和精力。

在所有酒类中，据说最具有养生保健作用的就属红酒了。我们日常所说的红酒，一般指的是红葡萄酒。红葡萄酒中含有一种可抗衰老的物质称为"逆转醇"（即白藜芦醇），这是一种抗氧化剂，可以减缓体内氧自由基的过氧化，延缓细胞衰老。另外，红葡萄酒能通过抑制低密度脂蛋白的氧化而有助于防止冠心病、动脉粥样硬化的发生。Camargo 等对 22 071人进行调查，发现每天饮 2 杯葡萄酒的人发生心绞痛和心肌梗死的危险概率分别降低到 56% 和 47%。因此，常喝红葡萄酒可有效预防冠心病。

我建议想喝酒的朋友，可以适当饮用米酒、红酒等，但是最好不要过量，一旦饮酒过量，对人体的损害也是很大的。

无论长期过量饮酒还是一次性大量饮酒，都会有损人体健康。暴饮可让人醉酒乱性，诱发急性胰腺炎、胆囊炎、急性胃肠炎、溃疡，诱发心肌梗死，导致血压不稳定等，危害极大。而长期过量饮酒则易损伤胃黏膜，使人得慢性胃炎，导致胃溃疡、十二指肠溃疡急性发作或加重；容易损伤肝脏，形成脂肪肝，甚至得酒精性肝炎，最终形成肝硬化乃至肝癌；影响人体正常的脂质代谢、糖代谢，容易导致脂代谢紊乱和糖代谢紊乱，而引发血脂异常、糖尿病和肥胖等疾病。酒精还是一种麻醉剂，长期过量饮酒者，容易出现慢性酒精中毒，中枢神经细胞受损，造成记忆力下降、学习能力减退等，对青少年危害极大。

过量饮酒对人体的危害如此之多，那么，我们该如何掌握饮酒量？世界卫生组织的提倡是：饮酒要适量，最好不要饮用烈性酒。葡萄酒每天的饮用量宜 50 ～ 100 毫升，白酒每天的饮用量宜 5 ～ 10 毫升，啤酒每天的饮用量不宜超过300 毫升。这里提供给读者们参考。

注意，有些人群是不适合饮酒的，如下人群尤应注意。

★从事高空作业、各类驾驶员或从事水边工作的人员，酒精会影响中枢神经系统的灵敏度，容易造成不良工作事件的发生。

★已经患有血脂异常、糖尿病、冠心病等疾病的人群，日常饮酒一定要谨慎，严格控制饮酒量，一般待病情稳定后再适量饮用低度酒。

★痛风患者不宜饮用啤酒，尤其在急性发作期内，因啤酒在代谢过程中会产生较多的嘌呤类物质而加重患者的痛风症状。

人体对酒精的主要吸收部位在胃黏膜，因而，大量饮酒对胃黏膜的损害也是首当其冲的。为了减少酒精对胃肠道黏膜的损害，最好不要空腹饮酒，饮酒前应适量进食，如饮酒前喝些牛奶可有效保护胃黏膜，减轻酒精对胃壁的刺激、减少对酒精的吸收，从而一定程度上减少醉酒的发生。

此外，我自己有时会饮用一点药酒以助养生保健。因为药酒有通血脉、行药势、温肠胃、御风寒等作用，滋补类的药酒还可以药之功，借酒之力，起到补虚强壮和抗衰老的作用。相信不少朋友也有此爱好。药酒通常应在饭前服用，不宜佐膳饮用，药酒以温饮为佳，以便更好地发挥药酒的温通补益作用。如果饮用药酒不当，也会适得其反。除了这个，下面一些问题是饮用药酒的朋友们应当注意的。

➢ 服用药酒不宜过多

服用药酒要根据自己对酒的耐受度，每次可饮用10～30毫升，每日早晚饮用，或根据病情及所用药物的性质及浓度而调整。药酒不可多饮滥服，否则会引起不良反应。多服了含人参的药酒可造成不思饮食；多服了含鹿茸的药酒可造成发热、烦躁，甚至鼻出血等。

饮用药酒时，应避免有不同治疗作用的药酒交叉饮用。用于治疗的药酒在饮用过程中应病愈即止，不宜长久服用。

➤ 忌与药酒同服的药物

糖尿病患者在服用虎骨酒、豹骨酒、史国公药酒、风湿药酒等的同时，再口服或注射胰岛素等降血糖药物，会出现严重的低血糖症状，并有产生不可逆性神经系统病变的可能。服用多种药酒的患者均应注意，不可同服苯巴比妥、呋喃唑酮、苯乙胺等药物，以免降低药物的疗效和引起严重的中毒反应。

➤ 不宜饮药酒的人

在接触药酒前，大家必须树立正确的观念：药酒不是任何人都适用的。

★孕妇、哺乳期女性等因其特殊的生理状态不宜饮用药酒。

★年老体弱者因新陈代谢相对缓慢，饮用药酒应适当减量。儿童生长发育尚未成熟，脏器功能不完善，不宜饮用药酒。

★凡遇到感冒、发热、呕吐、腹泻等病症时不宜饮用滋补类药酒。

★对于肝炎、肝硬化、消化系统溃疡、浸润性肺结核、癫痫、心功能不全、慢性肾功能不全、高血压等患者来说，饮用药酒会加重病情，也是不适宜的。

★对酒精过敏的人和皮肤病患者也要禁用或慎用药酒。

珍惜精气，节戒色欲

《黄帝内经》早就指出了"醉以入房"的弊端。历代医家又反复强调保养肾精的重要性，如元代名医朱丹溪的《格致余论》，就专门为此撰写了《饮食色欲箴序》。精是人体赖以生存的高级精微物质，精充则体健寿长，精耗则体衰而不能尽其天年。俗语有道"饱暖思淫欲"，一些人手上有了钱，就去花天酒地，过着糜烂无度的生活，不知珍惜精气，节戒色欲，尽管有很好的营养补充和优越的生活环境，也只是金玉其外，败絮其中，不会健康长寿。不信请看下面一组资料。

《中国医学人名志》中记载有年龄的中医家为148人，80～90岁者60人，91～100岁者34人，100岁以上者达12人，年龄最高的达103岁，平均年龄80岁有余。最有名的就数我反复提到的唐代大医学家孙思邈，有的考证说他活到141岁，据记载孙氏活到93岁时犹能"视听不衰，神采甚茂""白首之年，未尝释卷"。同时代的甄权和王冰，也都活到百岁开外。

而我国历代帝王却很少有人寿享天年，他们平均寿命的统计：秦朝31.5岁，汉朝37.1岁，晋朝、南朝（宋、齐、梁、陈）是37岁，隋唐五代时期为47.7岁，宋朝、元朝为46岁，明朝46.5岁，清朝51.4岁。在统计的152位皇帝中，只活了不到 30 岁的就有 36 人。仅以明朝为例，除因变故而亡的建文帝、崇祯帝不计，其他 14 位皇帝的平均寿命仅仅略超过 40 岁。其中穆宗帝、世宗帝 36 岁去世，英宗帝、宣宗帝 38 岁去世。而他们的一个共同特点就是沉湎于美女酒色，荒淫无度，以致肾精匮乏，形体衰惫，故而虽为真龙天子，却难逃早夭之厄。据说清代乾隆皇帝之所以长寿（89 岁），全靠御医教他"远房帏，习武备"之故。当然，如果只讲习武，不注意保精，长寿也是不可能的。

因此，孙思邈在《备急千金要方·道林养性》中曾指出："若夫人之所以多病，当由不能养性。平康之日，谓言常然，纵情恣欲，心所欲得，则便为之，不拘禁忌，欺罔幽明，无所不作，自言适性，不知过后一一皆为病本。"

西医也指出，过度的性生活会导致垂体前叶、甲状腺、肾上腺皮质、睾丸及卵巢等腺体明显地萎缩、衰退，导致全身的前列腺素水平降低。各种疾病由此接踵而至，有损人的寿命。美国波士顿大学的艾特蒙教授从那些短寿者中寻找例证，也证明纵欲过度是导致早衰、早夭的重要因素之一。

➤ 是否应该提倡禁欲

借用孙思邈的话回答是"男不可以无女……无女则意动，意动则神劳，神劳则损寿。强抑闭之，难持易失，使人漏精尿浊，以致鬼交之病，损一而百当也。"就是说适当的房事还是很必要的。如美国医学家曾发现 40% 的鳏夫比有妻室的男人死得早些。而德国对神职人员寿命做过统计：福音教会的神职人员通常都结婚，并过正常的性生活，他们比立誓独身的天主教的同行平均多活 5 年。

诚如清代著名医学家徐大椿所说："精之为物，欲动则生，不动则不生；故自然不动者有益，强制者有害。"即只有性生活适宜，才能有益于身心健康。

➤ 怎样做才是正确的

孙思邈对性交次数的看法是："人年二十，四日一泄；三十者，八日一泄；五十者，二十日一泄；六十者，闭经勿泄。若体力犹壮者，一月一泄。凡人气力自有绝盛过人者，亦不可抑忍。"这是孙氏根据当时人的体质提出的要求。

我认为，现代由于人们生活、卫生条件的改善和体质的增强，则不必限于这一节律。据分析，若以男性 20 岁、女性 18 岁时为性行为频率的基础水平，则 60 岁者是原有水平的 1／2～1／3。故健康夫妇的性生活以每周 2 次左右为宜。一般以夫妻双方性生活的第二天不感到疲劳为合适。而对于中老年人，由于性功能不同程度地逐渐衰退是必然趋势，不要强颜欢悦地进行房事。

此外，有肾虚的人，更应当注意珍惜精气，节戒色欲。如有腰酸腿软、夜尿多、非常怕冷、阳痿、早泄、易掉头发等症状的，皆很可能为肾虚。特别那些不育不孕的、容易流产的人，都应当注意到这个问题，别急于求成，所谓欲速则不达。而是应当休养生息，养精蓄锐，辅以适当的药物调养。

保护脾胃，饮食有节

饮食要有节度，过分的肥甘厚味，或过饥过饱、食无定时，容易损伤脾胃，脾胃一伤，则诸病丛生。中医学认为，脾胃是人的后天之本，营养物质的消化吸收、气血化生，有赖脾胃的运化功能，故有"脾胃为气血生化之源"之说。气血旺盛，人才能健康。西医研究还发现，脾胃与人体免疫有莫大的关系，这也说明了脾胃受损易生诸病的道理。许多高龄老人的饮食习惯证明，饮食清淡、适时适量是很重要的因素。现在防治冠心病十分强调少食高胆固醇食物，以免导致动脉硬化，这是有一定道理的，但也不能机械看待。有些人虽然尽量少食或不食这类食物，但胆固醇仍然很高，这就要靠体育锻炼来帮助解决问题了。

我对饮食是非常注意的，这个在前面已经向大家做过介绍，比如三餐合理分配，饮食清淡，不过食寒凉，三餐定时，食不过饱等，下面再介绍一个小方法，许多人用过都觉得不错，就是饭后摩腹。

人在饱餐后不宜立即快步行走，否则会增加胃肠道负担而损伤脾胃。我国古代医书《寿世保元》中就有说："食饱不得速步走马，登高涉险，恐气满而激，致伤脏腑"，指的就是如此。所以饭后不宜快步行走，但也不宜立即静坐或静卧，而应该缓慢行走以助消化。民间有谚语道："饭后百步走，活到九十九"；《备急千金要方》中也说："食毕行走，踟蹰则长生。"《摄养枕中方》中说："食止，行数百步，大益人。"即指饭后缓慢行走，有利于消化吸收，可健身延年。

另外，饭后用手按摩腹部是食后保养的重要方法之一，《寿世保元》中说："食后常以手摩腹数百遍，仰面呵气数百口，趑趄缓行数百步，谓之消化。"即指饭后缓行，并以手按摩腹部有助于食物的消化吸收，可以增进人体健康。我每天饭后，只要天气或时间允许，总会在楼下或阳台小走一会儿，同时以手摩腹，以帮助食物消化和吸收。

摩腹方法：以脐部为中心，左右手掌交互，按顺时针方向和逆时针方向各按揉数十次至百次，以按摩后胃肠感觉舒适为度。

当然，顾护脾胃除了注意饮食调养外，还要注意避免不良情绪对脾胃的影响。因为七情太过也会伤人，如中医讲"思伤脾""怒伤肝"，不良的精神因素也会导致脾胃疾病。人如果经常保持七情适宜、精神愉快的话，就容易拥有良好的消化功能，帮助营养物质的吸收，而有利于身体健康和养生保健。

吃菜不吃药

日常养生保健，除了注意饮食、运动以及合理的作息之外，我还会根据自身状况，适时食用一些具有养生保健、防病治病作用的药膳，这对于调理体质、恢复气血阴阳的平衡、保健防病是很有帮助的。

食疗药膳是指根据个人体质的不同或结合不同的病情，选取具有一定保健作用或治疗作用的食物，烹饪后食用以调节体质或治疗疾病的方法。

中医有药食同源的说法，其实食疗与药膳异曲同工，两者之间没有明显的界线，因为有些食物本身就是药物，而很多药物本身也具有很好的保健、调理作用。如我国最早的药学专著《神农本草经》中记载的365种药材中，有很多都是人们日常的食物，如蜂蜜、大枣、山药、薏苡仁、核桃、莲藕等。明代李时珍的药物学专著《本草纲目》中收载的药物中有五谷杂粮73种，果菜200余种。

韩剧《大长今》的热播，使很多人对韩国药膳及食疗非常感兴趣，我想，大家若了解我国在这方面早就有悠久的历史的话，也就不会对《大长今》那么"感冒"了。下面我再简单介绍一下。

我国古人很早就开始利用食疗或药膳的方法来防病治病了，《周礼》中有以五味、五谷、五药养其病的记载，周代已经有了专职的食医，类似于今天的营养师，专职负责皇室贵族的日常饮食与保健。

　　有2 000多年历史的中医，则有寓医于食、药食同源的说法。在《黄帝内经》中就有对患者用药要注意毒副作用的问题，要适可而止，同时"欲肉果菜食养尽之，无使过之、伤其正也。"汉代张仲景所著的《伤寒杂病论》一书中就记载有猪肤汤、当归生姜羊肉汤等食疗方和药膳方；唐代孙思邈的《备急千金要方·食治方》是我国现存最早的中医食疗专著。这些现存的资料充分说明古时的人们已经意识到了食疗对养生保健的重要性，孙思邈在《备急千金要方·食治方》中说："安身之本，必资于食……不知食宜者，不足以生存也""凡欲以治疗，先以食疗，既食疗不愈，后乃用药尔"对后世的影响颇大，历代也流传下来许多具有防病治病作用的食疗方、药膳方。

食疗和药膳都属于我国民族宝贵文化遗产的一部分，在我国有着悠久的历史。

我们今天讲养生保健，如果丢掉了先人遗留下来的这些宝贵经验就太可惜了。对于一些存在体质偏颇或气血阴阳失调的人群，如能根据自身情况选用一些食疗、药膳，对于增强体质、防病保健将会是一种简便廉验的好方法。

➤ 调补原则

食疗或药膳虽好，也只有用之得当才会有效；一旦选择失宜，反易损害身体。在具体选择食物或药物的过程中，有一些原则性的问题是必须要注意的，下面就对此做简单、扼要的介绍。

★根据体质和 / 或病情的不同确立调补原则

辨证施治是中医的精髓，食疗或药膳既然立足于中医，也应当遵循辨证施治的原则来确定具体的调补原则。具体办法如《黄帝内经》中所言，"虚则补之""实则泻之""寒则温之""热则凉之"，根据个人不同的体质或不同的病情来确定，调整人体气血阴阳至平衡状态，以利于长寿。

1. 不同体质，调补原则有所不同

大体来讲，人的体质有偏寒、偏热之分，有肥、瘦之不同；此外，还有男、女、老、幼的区别，因此进行调补时应根据具体情况来选择食物或药物。

2. 不同病情，调补也须注意

病情相对于体质的差异来说更为复杂，有偏寒、偏热、偏虚、偏实的不同，病又有在气、在血、在阴、在阳的差异，因此，在选用具体食物或药物时，一定要分辨清楚疾病的性质，合理地选用食疗方或药膳方来调理，才能取得更好的效果。

★根据食物及药物的性质合理选择

不同的食物或药物，各自的禀性也多有不同，中医将食物或药物按四气五味的理论划分为不同的种类，不同种类的食物及药物对人体的作用也大有差异。在根据个人体质及病情的不同确立了合理调补原则后，还应参考不同种类食物及药物的禀性合理选择，才能更好地调理人体寒、热、虚、实、气、血、阴、阳的失调，使之达到更好的平衡来养生保健。

1. 根据四气选择

四气又称四性，是指寒、热、温、凉4种不同的药性。大凡食物或药物都有寒、热、温、凉偏颇的不同。

◆寒性、凉性

寒性、凉性的食物或药物一般具有清热泻火、解毒坚阴的功效，适用于体质偏热者、热病或热天时选用。

常见的寒、凉性质的食物及药物有：绿豆、赤小豆、蜂蜜、西瓜、梨子、柿子、甘蔗、黄瓜、苦瓜、冬瓜、白菜、番茄、菠菜、荞麦、鸭肉、兔肉、鹅肉、猪肉、蟹、甲鱼、田鸡等，以及金银花、菊花、野菊花、板蓝根、鱼腥草、生地黄、薏米、泽泻、冬瓜皮、丹皮、黄芩、黄连、黄柏、石膏、知母、竹叶、淡竹叶、夏枯草、决明子、栀子、马齿苋、荠菜、赤芍、玄参、大黄、芒硝、番泻叶、白芍、沙参、百合、麦冬、天冬、石斛、玉竹、墨旱莲、女贞子、桑椹、龟甲、鳖甲等。

◆温性、热性

温性、热性的食物及药物一般具有温中散寒、暖身助阳的功效，适用于体质偏寒者、寒病或冷天时选用。

常见的温、热性质的食物及药物有：葱、姜、大蒜、酒、醋、韭菜、辣椒、胡椒、荔枝、桃、杏、栗、肉桂、大枣、红糖、小米、鸡肉、羊肉、牛肉、狗肉、鹿肉、虾类、鲫鱼等，香薷、防风、荆芥、细辛、桂枝、木瓜、藿香、苍术、白豆蔻、砂仁、草豆蔻、厚朴、附子、干姜、肉桂、小茴香、高良

姜、花椒、佛手、玫瑰、山楂、神曲、丁香、吴茱萸、艾叶、
炮姜、鹿茸、巴戟天、淫羊藿、仙茅、肉苁蓉、菟丝子、杜
仲、补骨脂、韭菜籽、核桃仁、当归、熟地黄、何首乌等。

◆平性

食物或药物性质除去有寒、凉、温、热偏颇的，还有一些
并没有上述明显的性质偏颇，此类食物及药物性质多平和，习
惯上将它们归属为平性。平性食物或药物适合于身体健康、体
质无偏颇的人群长年食用。平性药物根据情况需要合理选用。

常见的平性食物或药物有：小麦、糯米、粳米、黄豆、黑
豆、豌豆、番薯、马铃薯、南瓜、莲子、苹果、橘子、葡
萄、菠萝、椰子、蘑菇、香菇、鸡蛋、鲤鱼等，以及佩兰、茯

苓、猪苓、玉米须、葫芦、谷芽、麦芽等。

2. 根据五味选择

五味即酸、苦、甘、辛、咸5种味道。不论食物还是药物都有五味的差异，不仅在具体的味觉感受上不同，不同味别的食物、药物对人体所起的作用也是各有差异的。

◆酸味

酸味食物及药物，能收、能涩，具有收敛固涩的作用。酸味食物有增进食欲、健脾开胃的功效；酸味药物多用于体虚多汗、久泻久痢、肺虚久咳、遗精滑精、尿频遗尿等。如醋可开胃，乌梅可生津止渴，山楂可健胃消食化积，木瓜可祛湿和胃，山茱萸、五味子可涩精、敛汗，乌梅可敛肺止咳、涩肠止泻等。

◆苦味

苦味食物及药物，能泻、能燥，具有燥湿、清热、泻火的作用。如苦瓜可清热解毒，杏仁可止咳平喘、润肠通便，枇杷叶可清肺和胃、降气解暑，茶叶可清心除烦、清神志，大黄可泻下通便，栀子、黄芩可清热泻火，黄连、黄柏可清热燥湿等。

◆甘味

甘味食物及药物，能补、能缓、能和，具有调味补养、缓和痉挛、调和药性的作用。如白糖、红糖可调味增甜、健脾，冰糖可润肺化痰止咳，蜂蜜可健脾和胃、清热解毒，大枣可健脾，人参大补元气，熟地黄滋补精血，甘草可调节药性等。

◆辛味

辛味食物及药物多含有挥发油，能散、能行，多具有祛风散寒、行气止痛的作用。如生姜可发汗解表、散寒除湿，胡椒可暖肠胃、除寒湿，韭菜可温阳散结、行气消滞，葱白可散寒解表，麻黄、薄荷等辛味药可散寒解表等。

◆咸味

咸味食物及药物能软、能下，多具有软坚散结和泻下的作用。如食盐可清热解毒、涌吐，海带可软坚散结、泻热，海藻可软坚散结、消散瘰疬，芒硝可泻下通便等。

★根据四季气候变化合理选择

人生于天地之间，自然界的四季变迁对人体会产生一定的影响。顺应自然界的气候变化，合理地选择饮食及药物调理，尽量减少自然界对人体的不利影响，才有助于健康。

1. 春季

春季开始气候温暖、万物复苏、生机旺盛，气候乍暖还寒，多风邪。春季不仅百草发芽，也是百病发作的季节，人体容易感受风邪，引发新病或诱使旧病复发。

为了顺应春季气候变化的特点，减少新感疾病或旧病复发的概率，在选择食物时的注意事项可概括为：适宜进食疏泄清散的食物，少食酸味食物，适当增加甜食的摄入量。

春季属木，肝脏属木，木克土，脾脏属土，春季时肝脏的功能容易亢盛损伤脾脏。饮食调补上应注意适当选食一些疏泄清散的食品以顺达肝脏的条达之气，酸入肝、甜入脾，春季可少食酸味食品，适量增加甜食，防止肝脏功能过亢，保养脾脏。

春季人体也像自然界万物一样，刚刚从冬的严寒中苏醒过来，身体的新陈代谢开始加快，堆积了一个冬季的代谢产物需要排出体外，因此，春季选择食疗或药膳时适宜选择疏泄清散之品，少食生冷、刺激及不易消化的食品，避免进食肥甘厚味及滋腻之品，以顺应人体的抒发之气。

适宜春季进食的食物有：韭菜、香椿、春笋、菠菜、荠菜、马兰头、茼蒿、荆芥苗、嫩茵陈蒿、马齿苋、榆钱、山药、蘑菇、莲藕、紫菜、海带、苹果、草莓、橘子、芝麻、核桃、芋头、萝卜、甘蔗，鱼类、鸡蛋、豆类及豆制品等。

2. 夏季

夏季气候炎热、多雨，人体出汗多，新陈代谢旺盛。夏季多暑湿，人体易受暑湿所困，脾胃功能不振，体内湿气堆积，加之气候炎热，出汗多，容易耗伤气阴。

针对夏季气候的特点，选择食物时需要注意的有：饮食宜清淡、营养、易消化，多食有清热祛暑、补气滋阴、健脾化湿作用的食物。

夏季属火，应于心脏，夏季时人体出汗多，汗为心之液，出汗过多容易损伤心气，有损心脏功能。夏季时人体新陈代谢旺盛，会丢失大量水分和多种矿物质、维生素，需要从饮食中补充，宜多进食新鲜蔬菜、瓜果等食物。

夏季多湿热，人体脾胃易受暑湿所困，饮食应注意顾护肠胃，适宜进食新鲜蔬菜和水果，多食苦味、甘淡、清热祛湿、渗湿利水的食物，以抵御夏季的炎热之气，减少其对人体的不良影响。

适宜夏季进食的食物有：绿豆、西瓜、莲子、大枣、黄豆、蚕豆、萝卜、白菜、芹菜、黄花菜、茼蒿、花菜、冬瓜、丝瓜、黄瓜、苦瓜、荷叶、苋菜等。

3. 秋季

秋季气候渐转凉，天晴雨少，燥邪当令。秋季气候特点最主要的就是干燥。人体容易感到干燥缺水，表现为皮肤干燥脱屑、嘴唇干裂等；燥邪容易伤肺，引起各种肺部疾病。

秋季的饮食调补应该顺应秋季气候特点，多喝水、多食具有甘甜滋阴、补肺润燥作用的食物，以补充水分。

秋季属金，应于肺脏，秋令肃杀，万物开始凋零。秋季气候干燥，肺为人体娇脏，容易受到外邪侵袭。秋季空气干燥，容易损伤气道黏膜及肺脏，降低肺部对疾病的抵抗力，引发多种肺部疾病。

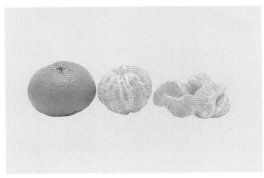

秋季时饮食应注意少食辛香之品，这是因为辛香的食物性多行散，容易伤津耗气，加重人体缺水。因此秋季时应尽量避免食用，如辣椒、胡椒、芥末等辛香的食物，而应多摄入具有滋阴润肺、补液生津功效的食物。

　　适宜秋季进食的食物有：百合、蜂蜜、银耳、梨子、鲜藕、胡萝卜、芝麻、木耳、甘蔗、乳制品、红枣、苹果、橘子以及各种新鲜蔬菜等。

4. 冬季

　　冬季气候的特点是寒冷，天寒地冻，万物闭藏，人体新陈代谢减慢，容易受到寒邪侵袭。

冬季属水，应于肾脏。冬季气候寒冷，人体热量散失快，因此冬季饮食应注意温补营养，避免寒凉。冬季属肾，主封藏，肾为人体先天之本，冬季是进补的好时节，冬季进补可以强壮体质，为来年的生活、学习和工作打下良好的基础，因此冬季适宜根据个人的体质不同选择合适的进补食品。

适宜冬季食用的食物有：羊肉、狗肉、鹿肉、牛骨髓、鸡蛋、鱼类、辣椒、大蒜、葱、姜、韭菜、荔枝、桂圆、栗、核桃仁、大枣等。

➢ 推荐滋补药膳

通过以上的介绍，读者朋友应该已经了解了一些日常生活中选择食疗及药膳时的相关知识，下面再介绍一些常用的补益食疗、药膳保健方，读者可根据个人情况不同合理选用。

★补气药膳

对于临床确有气虚表现或被医生确诊为气虚者适宜进食此类药膳。

气虚证的常见表现：疲倦乏力，气短，自汗（稍动即易出汗），食欲减退，大便稀溏，舌质淡胖，舌边有齿痕，脉象软弱无力等。

粳米

黄芪 ·················· 20 克
粳米 ·················· 100 克
白糖或冰糖、水 ·············· 适量

▌做法

将粳米洗净备用，先将黄芪放入锅中煎煮
取汁（先大火煮沸 15 分钟，再以小火煮
15 分钟，取汁，如此 2 次），加入粳米及
适量凉水，以小火继续煮约 30 分钟，放
入适量白糖或冰糖调味。

▌功效

黄芪是补气佳品；黄芪粥具有补气健脾、
益胃和中的作用，适合于体弱乏力、脾胃
气虚者服食。

黄芪粥

党参黑米粥

党参 ···················· 20 克
白茯苓 ···················· 15 克
黑米 ···················· 100 克
白糖或冰糖、水 ···················· 适量

▌做法

将党参、白茯苓加水上火煮取汁（先大火煮沸 15 分钟，再以小火煮 15 分钟，取汁，如此 2 次），加入黑米以小火再煮，粥成后加入适量白糖或冰糖即可。

▌功效

党参可健脾补气和中、助消化，茯苓可健脾利湿、益智安神；党参黑米粥具有补中益气、滋肾健脾的功用，正常人服食可健脾强身，气虚乏力、脾胃虚弱、食欲减退、大便稀溏者尤适合服用。

党参

人参	20 克
乌鸡	半只
红枣	15 颗
枸杞子	20 克
生姜、葱、盐、香菜等调味品	
以及水	适量

人参乌鸡汤

▌做法

将乌鸡洗净剁块入锅中，加入洗净的人参、红枣、枸杞子、生姜，加水上火煮，先大火煮开约 15 分钟后改小火慢炖，快成时加入适量食盐、葱、香菜等调味品。

▌功效

人参可大补人体元气、健脾和中，红枣健脾养血，枸杞子滋补肝肾，乌鸡是滋补佳品；人参乌鸡汤具有培补元气、养血滋阴的功效，适合体质虚弱、气血亏虚、倦怠乏力、精神不振、产后失血等人群服用。如服后觉温补稍过，脾胃虚弱者可将人参改为党参，气阴两虚易上火者可将人参改为太子参，同法炖煮服用。

人参 ——

西洋参

西洋参猪蹄汤

西洋参 ……………………… 20 克
猪蹄 ………………………… 1 只
生姜、葱、香菜、食盐等
调味品及水 ……………… 适量

▌做法

先将猪蹄洗净剁成块，入锅加水大火煮沸约 15 分钟，加入西洋参、生姜，改小火慢炖，至猪蹄熟烂时放入葱、香菜、食盐等调味品即可。

▌功效

西洋参可滋补气阴，猪蹄美容养颜；西洋参猪蹄汤可补气养阴、美容养颜，适合于气阴不足、口渴乏力者及女性服食。

★补血药膳

对于临床确有血虚表现并被医生确诊为血虚者适宜进食此类药膳。

血虚证的常见表现：面色萎黄或淡白，虚弱乏力，头晕、耳鸣、心慌、失眠等，月经量少色淡，舌质淡，脉象细弱等。

莲子（去心）

莲子红枣薏苡仁粥

莲子（去心）	……	30 克
红枣	…………	10 颗
薏苡仁	…………	30 克
糯米	…………	100 克
白糖或冰糖、水	…	适量

▌做法

将莲子、红枣、薏苡仁、糯米洗净入锅中，加入适量水，先用大火煮沸约 15 分钟，后改小火慢炖至米熟烂，放入适量白糖或冰糖调味。

▌功效

红枣可补血健脾；莲子红枣薏苡仁粥具有养血健脾、补气和中的作用，适合脾胃素虚、体质虚弱者常食。

何首乌

首乌桂圆红枣粥

何首乌	20 克
桂圆	20 克
红枣	10 颗
糯米	100 克
白糖或冰糖、水	适量

▌做法

先将糯米洗净备用，将何首乌加水煮沸取汁（先大火煮沸 15 分钟，再以小火煮 15 分钟，取汁，如此 2 次），加入桂圆、红枣、糯米及适量凉水，以小火慢煮，至米熟烂时放入适量白糖或冰糖调味。

▌功效

何首乌、桂圆、红枣均为养血补血佳品；首乌桂圆红枣粥是一道很好的养血补气药膳，具有养血健脾、益胃和中的作用，适合于气血虚弱、体质素虚、失血后及女性服食。

黄芪

黄芪 ……………………… 20 克
当归 ……………………… 15 克
乌鸡 ……………………… 半只
食盐、生姜、葱、香菜等
调味品及水 ……………… 适量

▋做法

将乌鸡洗净剁块放入锅中，放入黄芪、当归、生姜，加水大火煮沸，持续约 15 分钟，改小火慢炖，至肉烂时放入适量食盐、葱、香菜等调味即可。

▋功效

黄芪是补气佳品，当归补血活血，乌鸡是女性保健佳品；黄芪当归乌鸡汤具有补气养血、和中健脾的作用，适合于体质素虚、疲倦乏力、气血虚弱者及女性服食。

黄芪当归乌鸡汤

当归

当归鸭血鲤鱼汤

当归 ·········· 15 克
鸭血 ·········· 500 克
鲤鱼 ·········· 1 条
生姜、葱、食盐、香菜等
调味品及水 ·········· 适量

做法

将鸭血洗净切块、鲤鱼去鳞片及内脏洗净切块，连同当归、生姜放入锅中，加水大火烧煮，待水开后再煮约 15 分钟，改小火慢炖，最后放入食盐、葱、香菜调味即可。

功效

鸭血是补血佳品，含有丰富的铁质和多种营养元素，当归养血活血，鲤鱼营养丰富；当归鸭血鲤鱼汤具有很好的健脾养血作用，适合于体质虚弱、气血亏虚者及女性服食。

★ 滋阴药膳

对于临床确有阴虚表现并被医生确诊为阴虚者适宜进食此类药膳。

阴虚证的常见表现：午后面部潮红，手足心发热，或伴有低热、口干、咽喉干燥、心烦容易发怒、失眠、盗汗（即夜晚睡眠中容易出汗），舌质红，舌苔较少或无苔，脉细数等。

天冬生地粥

天冬	15 克
生地黄	20 克
粳米	100 克
白糖或冰糖、水	适量

▌做法

粳米洗净备用，将天冬、生地黄洗净加水煎汁，去渣取汁（先大火煮沸 15 分钟，再以小火煮 15 分钟，取汁，如此 2 次），加入粳米以小火慢煮，至米熟软后加入适量白糖或冰糖调味即可。

▌功效

天冬、生地黄均为滋阴佳品；天冬生地粥可滋阴补液、益胃和中，适合于口干口渴、大便干燥、伤津者服食。

天冬 ————

山药核桃芝麻羹

淮山药（干）	……………………	30 克
或（鲜）	……………………	200 克
核桃	……………………………	20 克
黑芝麻	…………………………	20 克
芡粉	……………………………	适量
白糖或冰糖、水	…………………	适量

▍做法

将核桃、黑芝麻压碎，淮山药洗净加水煎煮取汁（先大火煮沸 15 分钟，再以小火煮 15 分钟，取汁，如此 2 次），放入核桃、黑芝麻碎粒，小火炖煮，待八成熟时勾入芡汁，熬至黏稠成羹，放入白糖或冰糖适量调味即可。

▍功效

核桃、黑芝麻是补肾益精佳品，淮山药健脾补气；山药核桃芝麻羹可滋阴补肾、健脾增智，适合于体质素虚、年老体弱、中年早衰者服食。

核桃

银耳莲子百合粥

银耳	15 克
莲子（去心）	30 克
百合	30 克
糯米	100 克
白糖或冰糖、水	适量

▌做法

清水洗净后用温水将银耳泡至软烂，用手撕成小块，连同莲子、百合、糯米一同放入锅中，加水大火煎煮，煮沸后约 15 分钟改小火继续慢炖，待米熟软后放入适量白糖或冰糖调味即可。

▌功效

银耳、莲子、百合均为滋阴佳品；银耳莲子百合粥具有很好的滋阴润肺、益胃和中的作用，适合于素体阴虚、心烦口干、胃中嘈杂、多食易饥、咽痛干咳等症者及女性日常保养服食。

—— 银耳

麦冬

沙参玉竹麦冬汤

沙参 ………………………… 20 克
玉竹 ………………………… 15 克
麦冬 ………………………… 15 克
鸡肉或猪骨肉 …………………… 适量
生姜、食盐、葱、香菜等调
味品及水 …………………… 适量

▌做法

将鸡肉或猪骨肉洗净剁块，连同沙参、玉竹、麦冬、生姜一起放入锅中，加水大火煎煮，煮沸后约 15 分钟，改小火慢炖，最后放入适量食盐、葱、香菜等调味品调味。

▌功效

沙参、麦冬、玉竹均为滋阴清热佳品；沙参玉竹麦冬汤可滋补肺肾、益胃生津，适合于热病后期伤津口渴、肺胃阴虚者服食。

★温阳药膳

对于临床确有阳虚表现并被医生确诊为阳虚者适宜进食此类药膳。

阳虚常见表现：经常怕冷畏寒，四肢欠温，腰膝酸冷，阳痿，小便多而清长，舌质淡胖，舌边有齿痕，脉象沉细无力等。

杜仲 ……………………………………	20 克
肉苁蓉 …………………………………	20 克
羊肉 ……………………………………	适量
生姜、食盐、葱、香菜等调味品	
及水 ……………………………………	适量

做法

将羊肉洗净切块，连同杜仲、肉苁蓉、生姜一道放入锅中，加水大火煎煮，煮沸后约15 分钟，改小火继续熬煮，最后放入适量食盐、葱、香菜等调味品即可。

功效

杜仲、肉苁蓉是补肾温阳佳品；杜仲苁蓉羊肉汤具有温补肾阳、益精填髓的作用，适合于食欲减退、体质虚弱、畏寒肢冷、大便稀溏、小便清长、夜尿多等身体阳气不足者服食。

杜仲 ——

杜仲苁蓉羊肉汤

生姜羊肉黄芪汤

羊肉

黄芪	20 克
生姜	适量
羊肉	适量
食盐、葱、香菜等调味品及水	适量

▋做法

将羊肉洗净切块，连同黄芪、生姜一道放入锅中，加水大火煎煮，煮沸后约 15 分钟，改小火继续熬煮，最后放入适量食盐、葱、香菜等调味品即可。

▋功效

黄芪是补气佳品，生姜性温，理气温脾，羊肉性温，食之可温补阳气；生姜羊肉黄芪汤可温补人体阳气，适合于体质虚寒怕冷、阳气素虚、体倦乏力者服食。

菟丝龙眼狗肉汤

菟丝子 ············· 20 克
龙眼肉 ············· 30 克
狗肉 ··············· 适量
生姜、葱、食盐、香菜等
调味品及水 ········· 适量

▍做法

将狗肉洗净切块，连同菟丝子、龙眼肉、生姜放入锅中，加水大火煎煮，煮沸后约 15 分钟，改小火慢炖，最后放入适量食盐、葱、香菜等调味品即可。

▍功效

菟丝子、龙眼肉是补肾温阳佳品，狗肉性热，食之可温阳祛寒；菟丝龙眼狗肉汤可温补人体阳气，适合于素体阳虚、畏寒怕冷、手脚冰冷、气血亏虚者服食。

龙眼肉

核桃肉桂鸡肉汤

核桃肉	30 克
肉桂	3 克
鸡肉	适量
生姜、食盐、葱、香菜等调味品及水	适量

▋做法

将鸡肉洗净切块，连同核桃肉、肉桂、生姜一起放入锅中，加水大火煮沸，煮沸后约 15 分钟，改小火慢炖，最后放入葱、食盐、香菜等调味品适量。

▋功效

核桃肉性温，可滋补肺肾、益智健脑，肉桂、生姜性温，可助阳气；核桃肉桂鸡肉汤可温补阳气、滋补肺肾，适合于体质虚弱、畏寒怕冷、疲倦乏力及老年阳气虚弱者服食。

核桃肉 ———

★美容滋补药膳

糯米

桂圆莲子红枣粥

桂圆 ···················· 15克
莲子（去心）··········· 15克
红枣 ···················· 10颗
糯米 ···················· 50克
白糖或冰糖、水 ·········· 适量

▍做法

将糯米洗净入锅中，放入桂圆、莲子、红枣，加水同煮，先用武火煮沸，再改用文火慢炖，至粥黏稠时放入适量白糖或冰糖调味即可。

▍功效

桂圆莲子红枣粥可养血健脾，女性常服具有很好的美肤养颜功效。

八宝美容粥

桂圆	⋯⋯⋯⋯⋯⋯⋯⋯⋯	10 克
莲肉	⋯⋯⋯⋯⋯⋯⋯⋯⋯	10 克
茯苓	⋯⋯⋯⋯⋯⋯⋯⋯⋯	15 克
芡实	⋯⋯⋯⋯⋯⋯⋯⋯⋯	15 克
扁豆	⋯⋯⋯⋯⋯⋯⋯⋯⋯	15 克
薏米	⋯⋯⋯⋯⋯⋯⋯⋯⋯	20 克
淮山药	⋯⋯⋯⋯⋯⋯⋯⋯	20 克
枸杞子	⋯⋯⋯⋯⋯⋯⋯⋯	15 克
糯米	⋯⋯⋯⋯⋯⋯⋯⋯⋯	100 克
白糖或冰糖、水	⋯⋯⋯⋯	适量

▌做法

将糯米洗净入锅中，诸食材同放入，加水大火煮沸约 15 分钟，再改用小火慢煮，至粥稠烂时放入适量白糖或冰糖调味即可。

▌功效

八宝美容粥可滋补气血、健脾补肾，常服可美容养颜、延缓衰老。

扁豆

新鲜猪皮	一块
冬瓜	300 克
丝瓜	100 克
萝卜	200 克
胡萝卜	200 克
生姜、葱、食盐、香菜等 调味品及水	适量

美容猪肤汤

▋做法

将猪皮洗净去毛切成细条，冬瓜、丝瓜、萝卜、胡萝卜洗净切成小块，先将猪皮放入锅中加水，大火煮沸约 15 分钟，然后放入冬瓜、丝瓜、萝卜、胡萝卜、生姜，改小火慢炖至猪皮熟烂，加入葱、食盐、香菜等调味品即可。

▋功效

猪皮中含有丰富的胶原蛋白，加入冬瓜、丝瓜、萝卜、胡萝卜同煮成猪皮汤，常食可美容养颜抗衰老，是女性美容佳品。

丝瓜

玉竹 ————

人参玉竹百合炖猪蹄

人参 ······················ 10 克
玉竹 ······················ 10 克
百合 ······················ 30 克
猪蹄 ······················ 1 只
花生 ······················ 适量
生姜、葱、食盐、
香菜等调味品及水 ··· 适量

▋做法

先将猪蹄洗净剁成块，放入锅中，加水大火煮沸约15分钟，然后放入人参、玉竹、百合、花生、生姜，改小火慢炖至猪蹄熟烂，放入葱、食盐、香菜等调味即可。

▋功效

猪蹄中含有丰富的胶原蛋白和多种营养物质，可增加皮肤弹性，减少皱纹产生，历来是美容佳品；猪蹄与人参、玉竹、百合同煮汤，更具有健脾补气、滋阴养颜的功效，尤适合女性常食。

★ 保健防衰老药膳

何首乌

何首乌 ························· 30 克
糯米 ···························· 100 克
白糖或冰糖、水 ················ 适量

何首乌粥

▌做法

先将何首乌洗净入锅中，加水大火煮沸约
30 分钟，取汁，再加水煮，共 2 次，取
2 次汁液放入糯米再以小火慢煮，至粥成
时放入适量白糖或冰糖调味即可。

▌功效

何首乌粥具有补精益髓、健脾养血的作
用，常食可延缓衰老。

莲子龙眼黄精粥

莲子（去心）	……………	15 克
龙眼	……………	20 克
黄精	……………	15 克
粳米	……………	60 克
白糖或冰糖、水	…………	适量

▌做法

将粳米洗净放入锅中，大火煮沸，加入干净的莲子、龙眼、黄精，改小火慢炖，至粥稠时放入适量白糖或冰糖调味即可。

▌功效

莲子龙眼黄精粥具有养血滋阴、补肾健脾的作用，常服可强身、延缓衰老。

黄精

黑芝麻	30 克
核桃	20 克
枸杞子	15 克
糯米	60 克
白糖或冰糖、水	适量

▋做法

将糯米、黑芝麻、核桃、枸杞子洗净放入锅中，加水大火煮沸约 15 分钟，改用小火慢煮，至粥成时加入适量白糖或冰糖调味。

▋功效

黑芝麻核桃枸杞粥可补肾益脑、养血填精，常服可益寿延年。

黑芝麻

黑芝麻核桃枸杞粥

益寿鸽蛋汤

鸽蛋 ·························· 5 颗
枸杞子、龙眼肉、黄精 ····· 各 15 克
糯米 ·························· 适量
白糖或冰糖 ···················· 适量
食盐、葱、香菜等调味品
及水 ·························· 适量

▍做法

先将枸杞子、龙眼肉、黄精放入锅中大火煮沸约 15 分钟，取汁加适量糯米再煮，粥八成熟时放入鸽蛋（洗净）煮熟，最后放入白糖或冰糖适量，食盐、葱、香菜等适量即可。

▍功效

本方源自《四川中药志》，鸽蛋本是营养佳品，含有丰富的营养物质，与枸杞子、龙眼肉、黄精同煮，则成一道养生药膳，具有补肾养血、滋补心脾的作用，适合老年人常食。

鸽蛋 ————

银耳	50 克
杜仲	50 克
白糖或冰糖、水	适量

清脑羹

▍做法

先将杜仲洗净加水煎煮 3 次，取汁去渣，然后将银耳放入小火慢炖至熟烂，放入适量白糖或冰糖调味即可。

▍功效

本方摘自《中国药膳学》，具有补肾益脑的功效，性平补，适合老年人常服。

银耳

八珍糕

茯苓、莲子（去心）、芡实、
扁豆、薏米、藕粉 ············ 各 60 克
水 ······························· 适量

▌做法

将上述诸药混匀，研为极细面状，加白
糖，兑水为膏，早晚空腹时服。

▌功效

健脾益胃，益气和中。正常人服用可强身
保健、益寿延年，对于素有胃肠虚弱、消
化不良、食少腹胀、面黄肌瘦、腹泻等症
者服之更好。

芡实

（来自清宫医案，御医李德立为慈禧所拟）

科学饮水

水是生命之源，离开水则生命必毁，因此科学饮水非常重要，我们每天应保证合理地摄入水分。掌握科学的饮水方法，是日常养生保健中很重要的方面。饮水并不像有些人想的那样简单："感觉口渴了就喝水呗，不渴时就不用喝。"日常饮水也需要注意一定的科学方法才能起到较好的养生保健效果。

下面我引用一些资料同大家谈谈科学饮水与日常养生保健之间的关系。

➢ 水与生命

我们首先来了解一下水对生命有哪些重要作用。

水是构成人体的重要成分，约占人体体重的 60%。水，是一切生命之源，是人类赖以生存最基本的物质。体温恒定的维持，各种营养物质的消化、吸收和运输，血液的构成和正常运行，代谢产物的排泄……几乎人体生理活动的每个环节都离不开水，水对生命而言如此重要。有实验证明，动物在禁食不禁水的状态下可以存活十几天，而在完全禁水的情况下生命仅能维持数天。就像我们养花必须给花浇水一样，花儿离开了水，很快就会干枯；人若离开了水，很快也会死亡。

➢ 我们每天需要补充多少水

既然水对于生命这么重要，那么，我们每天需要补充多少水分才能够满足身体所需呢？

一般而言，正常成年人每天的生理需要量约为2 500毫升，从食物中摄入的水分约为1 200毫升，身体代谢的自生水约为300毫升，因此，我们每天还需要补充至少1 000毫升的水才能够满足身体的基本所需。

此外，每日饮水量的多少，与年龄、性别、形体胖瘦、运动量的多少、气候环境、饮食情况、从事何种职业、身体状况、有无疾病等多种因素有关，每个人应根据实际的需要量来定。如儿童生长发育过程中新陈代谢旺盛，每日的需水量也较多。老年人由于细胞含水量减少，新陈代谢减慢，每日的需水量也相应减少。日常运动量较大的人群，每日需水量也增多，尤其在大量出汗的剧烈运动后，更需要补充足够的水分。夏天时，人体出汗多，新陈代谢旺盛，需要较多的水分；天气寒冷时，人体水分散失减少，日饮水量也相应减少。

➢ 主动喝水

科学饮水，不仅仅是了解了我们每天需要补充多少水分，还需要掌握一些饮水的学问。

科学饮水才更有利于我们的健康，最常见的错误饮水就是饮水不及时。我们日常应该主动饮水，即在感到口渴之前就先饮水，古人称此为先渴而饮。

很多人不懂得主动饮水，而是等到感觉口渴了才开始饮水，这是很不利于健康的。人体拥有神经感觉和反射系统，一旦身体缺水，就会刺激人体的饮水中枢而出现口渴的感觉，提醒人们该饮水了。有些人认为感到口渴了再饮水是很正常的，没有感到口渴时不用饮水，这其实是一种错误的认识。这是因为，当人因各种原因丢失水分导致身体缺水的初期，可以通过身体的代偿作用从细胞外液补充水分，人体此时并不会产生口渴的感觉；只有当身体继续缺水，开始动用细胞内的水分，导致细胞一定程度脱水时，才会引起饮水中枢的兴奋而产生口渴的感觉。因此，当人体出现口渴的感觉时，身体其实已经处于轻度脱水状态了，此时饮水已经有点晚了。等到口渴了才饮水，就像等到土地已经干涸开裂时才进行浇灌一样，是不利于健康的。

尤其是老年人，口渴时才进水更不利于健康。老年人的各项生理功能都处于退化状态，口渴的感觉也不如年轻人敏感。即使身体已经出现脱水，也可能没有明显的口渴感觉，因此，老年人更应该注意主动饮水、先渴而饮。此外，老年人的血管弹性下降，血液循环减慢，如果不注意及时补充足够的水分，容易导致血液黏稠度增加，影响血液的正常运行，甚至引起血栓的形成而发生诸如冠心病、脑卒中等疾病。

➢ 科学的进水时间

除去上面介绍的补充充足的水分、主动饮水外，我们还需要了解一下科学的进水时间以及水的选择问题。

一般来讲，一日中适宜进水的时间主要有 4 个时间段，分别是：早晨起床后、9：00—10：00、15：00—16：00、晚上入睡前 1 小时。

我早晨起床后一般会先饮一杯温开水或花茶，上午和下午工作之余也会饮用一些温开水或花茶，晚上入睡前也要饮用一杯温开水，我常年坚持按照这 4 个时间段来安排饮水。选择好合适的饮水时机，对于健康是很有好处的。

清晨是补充水分的好时间，人们在夜间就寝后很少饮水，加上夜间睡眠时从呼吸道及皮肤等处散失的水分，尿液形成也会丢失一部分水分，到早晨起床时人体已经相对缺水了，此时人体的血液黏稠度增加，体内代谢产物堆积。早晨起床后空腹饮用几杯温开水，既可补充夜间消耗的水分，又可起到冲洗肠胃道、帮助排出体内代谢产物的作用。同时饮水后对血液的稀释作用，还可以降低血液黏稠度，有效预防冠心病、脑血栓等疾病。

除去早晨起床后的饮水，9：00—10：00 和 15：00—16：00 也是补充水分很好的时机。白天的工作、学习、活动排汗以及食物的消化、吸收等过程都需要消耗大量的水分，此时不管口渴与否都饮用一杯温开水，可以及时补充身体所丢失的水分，防止出现缺水现象。另外，9：00—10：00 和 15：00—16：00，人早餐和午餐摄入的食物多数已经消化、吸收完毕，此时适量饮水，不仅可以帮助冲洗胃肠道、排泄食物残渣，还有助于人体日间活动产生的多种代谢产物的排泄。

睡前适量饮水也是很有养生保健意义的，我一般选择在睡前的 1 个小时左右喝一杯温开水，保持这个习惯，尤其对于大多数老年人而言是很有好处的，可以有效预防心脑血管事件的发生。这是因为，人体在进入睡眠后，迷走神经兴奋，心跳减慢，血流速度减缓，对于一些本身血液黏稠度比较高的人群，比如肥胖人群、血脂异常人群、老年人等，容易在夜间形成血栓，这些血栓如果堵在了心脏或脑袋的血管里，就会发生心绞痛、心肌梗死、脑梗死等疾病而危及生命，一旦不能及时发现或抢救不及时，很容易导致死亡，这也是为什么夜间是心肌梗死、脑血栓等疾病高发的原因。睡前 1 小时适量饮水，可以帮助排泄代谢产物，同时稀释血液、防止夜间血栓形成，从而有效降低老年人及相关高危人群夜间不良心脑血管意外事件的发生率。

➤ **宜喝白开水**

在水的选择上，还是以白开水为好，或者是绿茶或花茶。白开水热量低，尤其是 20～25℃的白开水，与人体细胞内的水非常接近，具有很强的亲和力，饮用这种温开水，水分可以很容易地被人体吸收并渗透到组织和黏膜中去，迅速补充身体所需，有利于身体新陈代谢的顺利进行。现代有些人喜欢用碳酸饮料、果汁、矿泉水、纯净水等来替代白开水，认为白开水太普通、没什么营养，其实这种观念是不科学的。碳酸饮料、果汁、矿泉水、纯净水等饮品，都是经过加工的，其中或热量过高，或成分搭配不符合人体所需，长期大量饮用上述饮品来代替白开水，不仅容易导致热量堆积，同时还容易破坏人体内体液的平衡而不利于健康；儿童饮用果汁过多，还会影响正常的生长发育，导致身材矮小、肥胖。因此，日常饮水的选择上，还是建议以白开水为主，长期主动饮用足量的温开水，对保持健康大有好处。

营造健康的居住环境

中医讲究天人合一，这是有深刻道理的，像酷暑炎热易多汗、严冬多风易受凉、潮湿多生痹症、燥旱皮肤恒干。人的一生，都必须生活在一定的环境中，大环境有大自然和地理气候，小环境即居室及周围的环境。环境的好坏对人健康长寿的影响是非常大的，居住环境适宜是健康长寿的必备条件。为自己营造一个良好的居住环境，才有利于日常的养生保健。大环境往往无法选择，也不容易改变，但是在尽可能的条件下，我们可以通过改变居住的小环境，来帮助维护自己的健康。

古代养生家都很注意居住环境的选择。如唐代孙思邈在晚年时选择在山清水秀的环境中造屋、植树、种花以养老，据说年过 140 岁；清代的养生家曹庭栋也是"辟园林于城中，池馆相望，有白皮古松数十株，风涛倾耳，如置身岩壑……至九十余乃终"。

因此，我在这方面也是很重视的，比如尽力美化居所及周围的环境，多植树、种草、养花等，搞好绿化工作；居室内注意房间的通风与采阳、室内合理布局等。

我建议大家，如果条件允许，最好选择绿化较好、安静的环境来居住，尤其是退休后老年人的养老。选择一处环境优美、合适的居住地对于养生保健是很重要的。良好的居住地可以为人们提供充足的氧气、安静的环境、体育锻炼的场地，赏心悦目的环境还可帮助人获得平静的心情、安和的情绪，有利于养生保健。

　　详细来讲，居住环境的选择，应尽量选择空气新鲜、阳光充足、水源清洁、土壤肥沃、山清水秀、洁净卫生的自然环境。居住环境最忌浓烟污雾、沙尘飞扬、遍地垃圾、污泥浊水、喧嚣嘈杂等处，这些污染对人体的危害极大。一般来说，农村、山区及附近有很多树木的地方，是适宜养生的好环境。曾有报道：居住在山区、空气新鲜、日照较长、尘埃极少的广西都安、巴马等地的人们多长寿，这与他们居住环境的得天独厚是密不可分的。

　　除了居室周边环境适宜幽美外，还要注意居室内环境洁净，也就是我们所说的小环境。这是因为居室洁净有益于身心健康，减少生病。我国古人已经十分重视居室的卫生，如《礼记》中有："凡内外，鸡初鸣……洒扫室堂及庭"的记事；朱柏庐在《治家格言》中强调："黎明即起，洒扫庭除，要内外整洁。"《周书秘奥造册经》曰："沟渠通峻，屋宇洁净，无秽气，不生瘟疫病。"

居室内环境的清洁和保持，需要我们的参与和维护。其实，打扫卫生之类的家务劳动，也是一种很好的轻型体育锻炼，不仅洁净了居室、美化了环境，同时也起到了锻炼身体的作用，一举两得。因此，退休后的老年人在家中闲来无事时不妨偶尔做些这一类的家务劳动，但前提是要保证安全，不做过于剧烈和幅度大的活动。

养德

　　想要养生，我觉得应当重视对道德的修养，所谓"仁者寿""养生德为先""大德者方得其寿"。良好的道德和优良的品行，不仅是为人处世、修身养性的根本，也是长寿保健的前提，有助于使人获得平静愉悦的心境，对于保证身心和谐健康、长寿保健是非常必要的。

　　我国历史上许多养生家对这方面也都很重视，比如唐代孙思邈的养生观中就比较重视养性修德对于养生的重要性。他在《备急千金要方·养性论》中指出："性既自善，内外百病皆不悉生，祸乱灾害亦无由作，此养生之大经也。""古养性者，不但饵药餐霞，其在兼于百行。百行周备，虽绝药饵，足以遐年；德行不充，纵服玉液金丹未能长寿。"即认为良好的德行，胜于一切玉液金丹，有利于养生；相反，就算吃多少灵丹妙药都是白搭。

　　综观世间长寿之人，也多是心怀善念、乐于奉献、心灵宁静的人，少有奸佞狡猾之辈，从中也不难看出，修身养德对于养生保健的重要性。

　　养德与长寿两者之间之所以关系密切，就在于通过对自身道德性情的修养，可以帮助我们净化心灵，使思想纯正健康、情志恬淡愉悦、心神安宁，从而使人体气机调和、气血畅达，而有利于身心的和谐与健康。

医学研究也证实：人体中精神、神经系统、内分泌系统三者之间存在着密切的联系，一个人如果常怀仁爱之心、胸怀坦荡、乐于助人，就容易保持良好的心理状态，这样可以兴奋和提高人体的免疫功能，促进有利于身体健康的激素分泌，使人体各组织器官的功能协调到最佳的平衡状态，从而有利于防病保健、延年益寿。世界卫生组织也将道德修养纳入健康的范畴，认为善良的品行、淡泊的心境，有利于维持良好的心态，保持心理平衡，从而健康长寿。

➤ 如何养德

我的看法是，读儒、释、道三家之书，听从圣人的教诲，并践行之。像儒家的创始人孔子便提倡"仁爱""中庸"等伦理道德观念，并终身践行之，这是他修身养性、防衰抗老的主要方法。如他的仁爱思想，就包含了孝、悌、宽、信、敏、惠、俭、恭、谦、温、刚、毅、勇等道德行为规范。而道家的开山鼻祖老子的《道德经》，迷倒了多少人，引发了多少思考，又让多少人获益，书中则围绕着"道""德"二字进行阐述。当然，此书之"德"字有更深刻、复杂的意义，非仅限于道德和品行。而佛家则教人应"慈悲为怀"，有能力的要"普度众生"。

余秋雨曾在《佛教为何吸引国人》一书中说："当时的家乡，兵荒马乱，盗匪横行，唯一与文明有关的痕迹，就是家家户户都有一个吃素念经的女家长，天天在做着'积德行善'的事。她们没有一个人识字，却都能熟练地念诵《摩诃般若波罗蜜多心经》，其中有1/3的女性还能背得下《金刚般若波罗蜜经》（简称《金刚经》）。她们作为一家之长，有力地带动着全家的心理走向。结果，小庙的黄墙佛殿、磬钹木鱼，成为这些贫寒村落的寄托所在。"

可见，单单佛家的一部经书，便可对人产生巨大的精神影响。

我深受父亲邓梦觉的影响，少年时便决心悬壶济世，后入读广东中医药专门学校，研读中医书籍，待独自行医后涉猎甚广。可以说，年轻时看书很杂，其中便有不少是儒、释、道三家的书籍。阅读这些书籍，既让我感受到中华文化的博大精深，逐渐认识到道德等精神修养的重要性；另一方面，则让我在以后的行医生涯中，有了更好的基础。我培养学生时，总要求他们要阅读这些非医学书籍，拓宽他们的视野，更重要的是希望培养他们立德之心。

➢ 养德可以结合个人的职业进行

以医生为例，我一贯认为"医乃仁术"，历代中医先贤无不主张这一观点。让人读着恒觉感动的莫过于孙思邈的《大医精诚》："凡大医治病，必当安神定志，无欲无求，先发大慈恻隐之心，誓愿普救含灵之苦。若有疾厄来求救者，不得问其贵贱贫富，长幼妍媸，怨亲善友，华夷智愚，普同一等，皆如至亲之想；亦不得瞻前顾后，自虑吉凶，护惜身命。见彼苦恼，若己有之，深心凄怆，勿避艰险、昼夜、寒暑、饥渴、疲劳，一心赴救，无作功夫形迹之心，如此可为苍生大医，反此则是含灵巨贼……"

纵观中医史，历代名医均主张为医者当以养德为先。医圣张仲景要不是"感往昔之沦丧，伤横夭之莫救"，也就不会"勤求古训，博采众方"，而著《伤寒杂病论》以救含灵之苦。孙思邈以"人命至重，有贵千金"之意取其书名为《备急千金要方》，时隔 30 年，竟以百岁高龄，再著《千金翼方》以济世救人。李时珍因药性有误，跋涉千里，历尽艰辛，历 27 年之久而成《本草纲目》。

除外这些先贤，就我所知的近现代中医名家，也多德艺双馨之人。如曾为毛主席治疗过白内障的唐由之，年轻时就深受其师父医德方面的熏陶。他曾讲，有一次因为实在太忙，便用脚去挪了一下一个患者的凳子，结果被师父训了一顿，并进行教育，告诫他对待患者应如对待亲人一般。我们学校的刘仕昌老也堪称医德之楷模。他 91 岁时，因给人看病时意外骨折入院，在病房度过的最后 2 年里，这位老大哥精神好时每天还给两三个患者把脉开方，还用颤抖的手在病历本上签名，徒弟们在旁录影学习。"医乃仁术，遇贫贱不得傲慢，量力资助，以减愁怀，聆病者之呻吟，当如己饥己溺……"尽管低调不多话，但直到晚年病榻上，这位出身惠州中医世家的慈祥长者，仍能将民国初年著名中医陈存仁 250 多字的"医家训谕"一字不漏地背诵出来，这是他的自律戒条。

我行医 70 余载，诸先贤、挚友对医德的追求，一直牢记在心，时刻遵循之。这个也是我能取得成绩的精神动力。正因为有这个感召，102 岁的我依然觉得精力充沛，丝毫不觉老之将至，一心想为中医药界做点事情。

➤ 作为老师，便应当有师德

韩愈的《师说》开篇便言："师者，所以传道授业解惑者也。"这就是师的含义。想想，有哪位好老师不希望培养出好学生呢？1990 年，在北京人民大会堂里，举行了首批 500 名国家级专家拜师大会。会上，作为代表发言的我便高呼"学我者必须超我"的心声。桃李满天下，这是多么幸福的事情。

最后，我送大家一句话，徐向前元帅亲笔给我题的——"心底无私天地宽"。

养心

中医学把心喻为"君主之官"，主宰"神明"（即精神心理活动）。

《素问·灵兰秘典论》指出："主明则下安，以此养生则寿，殁世不殆，以为天下则大昌，主不明则十二官危，使道闭塞而不通，形乃大伤，以此养生则殃，以为天下者，其宗大危。"强调养生必先养心，所以保养心神是养生的首要问题，用现代的语言来说，就是千万要注意精神卫生。这是养生防病的大前提，是延年益寿的指导思想。

翻开历史，我们不难发现，很多人对摄生之道，不甚讲求，但是依然享有长寿，他们的最大秘诀便是：通过修心养性而得浩然之气。如上海市著名的中医学家裘沛然先生便曾讲："其实，我虽从事医学70多年，对摄生之道，不甚讲求，更谈不上什么独到心得……养生保健方法，诸如太极拳、健身操、气功静坐、老僧禅定，均无雅兴；什么食品营养、药物进补，也无意尝试；庄生所说的'熊经鸟申'的呼吸延寿法，从来就没有搞过。"但是，九十多岁的他会客聚首时，却依然谈笑风生，无所不及，精神矍铄，毫无倦意。

可以说，善养心者，必得长寿。这是中华文化几千年来非常强调、又是十分正确的理论。养生要注意身心和谐，并且，养心应更重于养身。下面结合个人的一些体会，谈谈我的养心方法。

➢ 恬淡虚无，精神内守

《素问·上古天真论》说："恬淡虚无，真气从之，精神内守，病安从来？"一方面是说做人要胸怀广阔，不患得患失，使精神经常处于稳定的状态，疾病就不容易发生了。另一方是说神须静养，要做到静心，如在静默状态下想象一些恬静、幽雅的环境，或回忆一些惬意的往事，不仅能消除身体疲劳，更能达到祛病健身的目的。如清代曹庭栋《老老恒言》中便把静心提到"养静为摄生首务"的高度。

要获得安宁祥和的心境，便要重视七情的调节。所谓七情就是：喜、怒、忧、思、悲、恐、惊。这七种情志的活动，是人的精神意识对外界事物的正常反应，如果没有七情六欲，就不成其为人了。作为致病因素的七情，是指这些活动过于强烈、过于持久就会引致失调，导致脏腑气血逆乱而致病。如《素问·举痛论》说："怒则气上……喜则气缓……悲则气消……恐则气下……惊则气乱……思则气结。"

七情调节中，均不可太过与不及。以喜为例，俗话说"笑一笑，十年少"，即谓良好、愉悦的心情可以促进脏腑气机条畅，使人体气血调和，从而增进身体健康，益寿延年。终日闷闷不乐，久必生疾。然而，若太多大乐，则有可能导致气血紊乱，甚至可能导致更严重的后果。如《薛刚反唐》中便有"笑死程咬金，哭死程铁牛"的故事。

再如生活中或电视上常常有因突然恼怒而发病的情景，特别是素有心脑血管疾病的患者，更应当注意不可暴怒。我平时很少生气，并且常常开玩笑地同我的学生们说，千万别随便动怒，生气本质上是对自己的惩罚。不过，完全不怒也不对，所以，有个成语"怒不可遏"，讲的就是容忍总是有限度的，到了极限就应该发泄出来。当然，不同人修养不同，其极限也就有很大差别。*像以前上海青帮最著名的头目杜月笙就曾经说过："人分三等：上等人有本领没脾气，中等人有本领有脾气，下等人没本领脾气大。"*

难怪著名的画家，享年 94 岁的齐白石老先生在他的养生七戒中便有三戒同调和七情有关。七戒为：一戒饮酒，二戒吸烟，三戒狂喜，四戒悲愤，五戒空想，六戒懒惰，七戒空度。

当然，调节七情还可以借助一些行为上的措施，如琴棋书画等都是很好的选择。我喜欢以书法来调节七情，有些人则选择唱歌来疏泄情绪，向亲朋好友倾诉心事也是一个不错的选择。切记，情郁结于内也是不好的，最典型的就是《红楼梦》里面的林黛玉了，每日总是黯然流泪，生了病，就连御医也是回天乏术，结果年纪轻轻的就含恨九泉了。

➤ 海纳百川，有容乃大

"海纳百川，有容乃大"，就是说人要豁达大度、胸怀宽阔，这也是一个人有修养的表现。中国过去有句俗话"宰相肚里能行船"，姑且不论那些宰相是不是都是有肚量的人，但人们都把那些具有像大海一样广阔胸怀的人看作是可敬的人。

*儒家的鼻祖、万世之师表孔子便常教弟子说："君子坦荡荡，小人长戚戚。"*他作为一位著名的思想家，为了宣扬自己的主张，周游列国，走遍了无数的地方，经受了不少的磨难，曾"已而去鲁，斥于齐，逐于宋、卫，困于陈蔡之间"。然而，不论遇到什么挫折和磨难，他都能够以豁达大度的态度去对待。孔子虽然博学多艺，才华超群，可是却偏偏怀才不

遇，屡屡不受重用。但他从不生气，更不怨天尤人，能够以平和的心态对待。他到了晚年，仍然精力充沛，奔波不息地宣传自己的主张，这与他那种心境坦荡、豁达乐观的心理状态是分不开的。当他处境优越，在事业上取得成就时，也不盛气凌人，仍然保持谦虚谨慎的态度。他说："君子泰而不骄，小人骄而不泰。"孔子认为胸怀宽阔、道德高尚、豁达乐观的人可获得快乐和长寿。

现代的一些研究也验证了孔夫子的这一理论。美国维兰特博士在对2 000多人进行近40年的随访调查后指出："精神痛苦者至少会受到损寿5年的健康损害"。古今中外无数的实例证明，凡是胸怀宽阔、豁达乐观、有远大理想的人，其寿命多数较长。苏联学者别伊林博士的调查资料表明，八九十岁的老年人中，有 96% 都是乐观者。我国科学工作者对新疆地区的长寿老人的调查资料也表明，他们绝大多数都是乐观者——胸怀宽阔、豁达。

我们走在生活的道路上，人际关系，事业的追求，所谓"人生不如意事常八九"，加上责任的重担、紧张的工作，如果没有良好的心态，宽广的心胸，经常患得患失，总是小肚鸡肠，要么就怨天尤人，那么，这种人想要健康长寿，我想是痴人说梦。相信看过《三国演义》的人，都知道周瑜这一吴中儒将，最后却因为心胸狭窄而暴怒身亡。当然，这个并非史实，却不能不让人深思。

➢ 壁立千仞，无欲则刚（谓少私寡欲）

"壁立千仞，无欲则刚"中的"欲"意思是想得到某种东西或想达到某种目的。欲是人的一种生理本能。人要生活下去，就会有各种各样的欲。但是，凡事总要有个尺度。欲望多了、大了，就要生贪心；欲望过多、过大，必然欲壑难填。贪求欲者往往被财欲、物欲、色欲、权势欲等迷住心窍，攫求无已，终至纵欲成灾。

但是，要达到"无欲则刚"的境界，实在是太难太难了，因而孔子才说"吾未见刚者。"不过，对于多数人，实际上只要尽量做到"寡欲"就非常不易了，而且也非常有用，因为"寡欲多寿"。我的好友干祖望，他的养生八字诀就是童心、蚁食、龟欲、猴行。

➢ 道理何在

乌龟，以其寿命之长而被奉为祥瑞的象征，历来被养生学家视为吉祥物。对人来说，值得借鉴的是其与世无争的胸襟和一无所求的淡泊。在大是大非面前绝不能做缩头乌龟，但对一般问题，当学乌龟：一静制百动，不变应万变。

做人，应像乌龟那样不贪不争，安分守己，谨护自身，无欲无求，不为小事斤斤计较。像乌龟那样，你一触动它马上回避；你击它脚，它即缩入；你敲它头，它即躲入。年老之后，要尽量少与他人争论、争辩、争吵，多让步，少争先，提倡吃亏在前，享受在后，心中少欲念或无欲念，方可宽心，便会心静神怡。

正如孔子所告诫的一样，他说："君子有三戒：少之时，血气未定，戒之在色；及其壮也，血气方刚，戒之在斗，及其老也，血气既衰，戒之在得。"孔子这段话的大意是：少年时期，血气未宁定，应当戒在好色上；壮年时期，血气正刚强，精力充沛，应当戒在好斗上；到了老年时期，血气已衰退，应当戒在好贪求得上。实际上，若能保持清心寡欲，则此三戒则非常易行；若利欲熏心，则每戒必破。

若任欲望发展下去而不限制，达到一定程度，则会丧失本性，破坏了人体的功能协调，而导致各种疾病。

如若利欲熏心的人，处世哲学是"人不为己，天诛地灭""天高不为高，人心最为高，井水当酒卖，还嫌猪无糟"。虽然家财万贯，心中偏又图谋争占，有东想西，得陇望蜀，以有限之精神，逐无涯之私欲，境虽极乐，却身在福中不知福，反而寻出许多烦恼来。

一旦官欲过重，则容易犯投机钻营、吹溜拍马、陷害忠良、丑态百出等毛病。而寡官欲者，虽然不当官没有特权，但也有好处，无官一身轻，没有压力，没有精神负担，自然就会轻松愉快、身体健康。

假设色欲过盛者，便可能如《备急千金要方》所说："恣其情欲，则命同朝露也。"像枚乘《七发》所言："皓齿蛾眉，命曰伐性之斧。"俗话说"纵欲催人老，房劳促短"，这话并非危言耸听，而是寓有科学道理的。历代帝王多短命，此能不为戒乎？

切记，"人到无求品自高"，而"嗜欲不满，心无宁时"！

➤ 严于责己，薄于责人

严于责己实际上也非常难，能做到这点，也是一种比较高的修养。很多人动不动就说，要不是他怎么怎么的，我怎么会这样呢！都怪他！很少有人会在事情发生后静思起来，想想自己有没有过错。所以孔夫子才说："射有似乎君子；失诸正鹄，反求诸其身。"也就是说，君子在射箭的时候，没射中靶子，此时不是怨天尤人，只能反身自责。以医生为例吧，有不少医生，自己没练好本领，当患者求助于他时，他却没能治好别人，结果非但不自责，还埋怨，你啥病不好生，怎么生这种病呢！像这些同志便要好好学习下吴鞠通前辈"进与病谋，退与心谋"的精神，聆听下孔圣人的"反求诸其身"了。以这种态度养心养生，则应当仔细想想，自己是否有去实行好的方法，而不是瞎想、空谈及埋怨。

《论语·里仁篇》说："夫子之道，忠恕而已。"大意是老师的道，只有忠恕而已，忠恕即做人做事，尽心尽力，对人尽量宽容、包容。

我觉得，对于养心，恕字非常重要。我们生活在当今社会，总需要处理各种人际关系。选择不同的尺度，便会产生不同的效果。宽容待人是人生的一种美德，也是处理和改善人际关系的润滑剂。宽恕不仅要求推己及人，更要严于责己，薄于责人。这是一种高尚的美德，使人心旷神怡。宽容不仅能使人心宽体泰、气血调和，而且对于群体的结合、社会的和谐也是很有意义的。宽容生活中的小小利害或些微过失，要善于谅解他人。气量狭小，难以容物，对人疑忌，会使神气错乱，受伤害的是自己的心与身。

➢ 烈士暮年，壮心不已

进取心是健康长寿的活化剂，是一种良好的心态。有进取心的人对事物充满兴趣，对生活充满情趣，对知识学而不厌，对老有所为乐而不疲，使老年生活丰富多彩。

当心少时，人即不老。要学习曹孟德赞颂的"老骥伏枥，志在千里，烈士暮年，壮心不已。"向老有所为、老有所学、老有所乐者看齐。

这种例子非常多，单在中医史上便可以随便举出许多例子。像孙思邈百岁高龄依旧挥毫写下《千金翼方》；李时珍后半辈子为了一部《本草纲目》而耗尽心血，惠济后世；我校的刘仕昌老则在 2003 年，以 89 岁高龄亲临抗击非典第一线，以温病学说再证中医药之确切疗效。

2005 年 7 月，科技部聘我为国家重点基础研究发展计划（简称"973"计划）首席科学家，担任"中医基础理论整理与创新研究"项目主持人，当接到通知后我犹豫了一下，后来心想，让我干，我就干呗。"人固有一死，或重于泰山，或轻于鸿毛。"个人觉得，养生是为了让自己活得更健康长寿，而寿而康的真正目的，是希望自己能更好地实现自己的人生价值。

最后，有一首《宽心谣》说得很好，摘录如下，与读者共享。

《宽心谣》

日出东海落西山，愁也一天，喜也一天。

遇事不钻牛角尖，人也舒坦，心也舒坦。

每月领取退休金，多也喜欢，少也喜欢。

少荤多素日三餐，粗也香甜，细也香甜。

新旧衣服不挑拣，好也御寒，丑也御寒。

常与知己聊聊天，古也谈谈，今也谈谈。

全家老少互慰勉，贫也相安，富也相安。

内孙外孙同样看，儿也心欢，女也心欢。

早晚操劳勤锻炼，忙也乐观，闲也乐观。

心宽体健养天年，不是神仙，胜似神仙。

唐代孙思邈是我国古代有名的大医药学家和养生家，民间传其享140岁高寿，从他的作品中可以发现他对于中医养生方面颇有研究，现摘录《孙真人养生谣》，从中我们可以看出他的某些养生观念，如调摄精神、防止夜醉、养生锻炼、修行养性等，这些认识对于指导我们今天的养生仍有着很重要的意义。

《孙真人养生谣》

怒盛偏伤身，思多太伤神；神疲心易役，气弱病相侵。

勿使悲观极，当令饮食均。再三防夜醉，第一戒晨嗔；

夜静鸣云鼓，晨兴漱玉津；妖邪难犯己，精气自全身；

若要无百病，常须节五辛。安神当悦乐，惜气保和纯。

寿夭休论命，修行本在人。若能遵此理，平地可朝真。

55检